ヨガの効果がアップする

なりきりヨガ

JN125284

西川眞知子

マイナビ

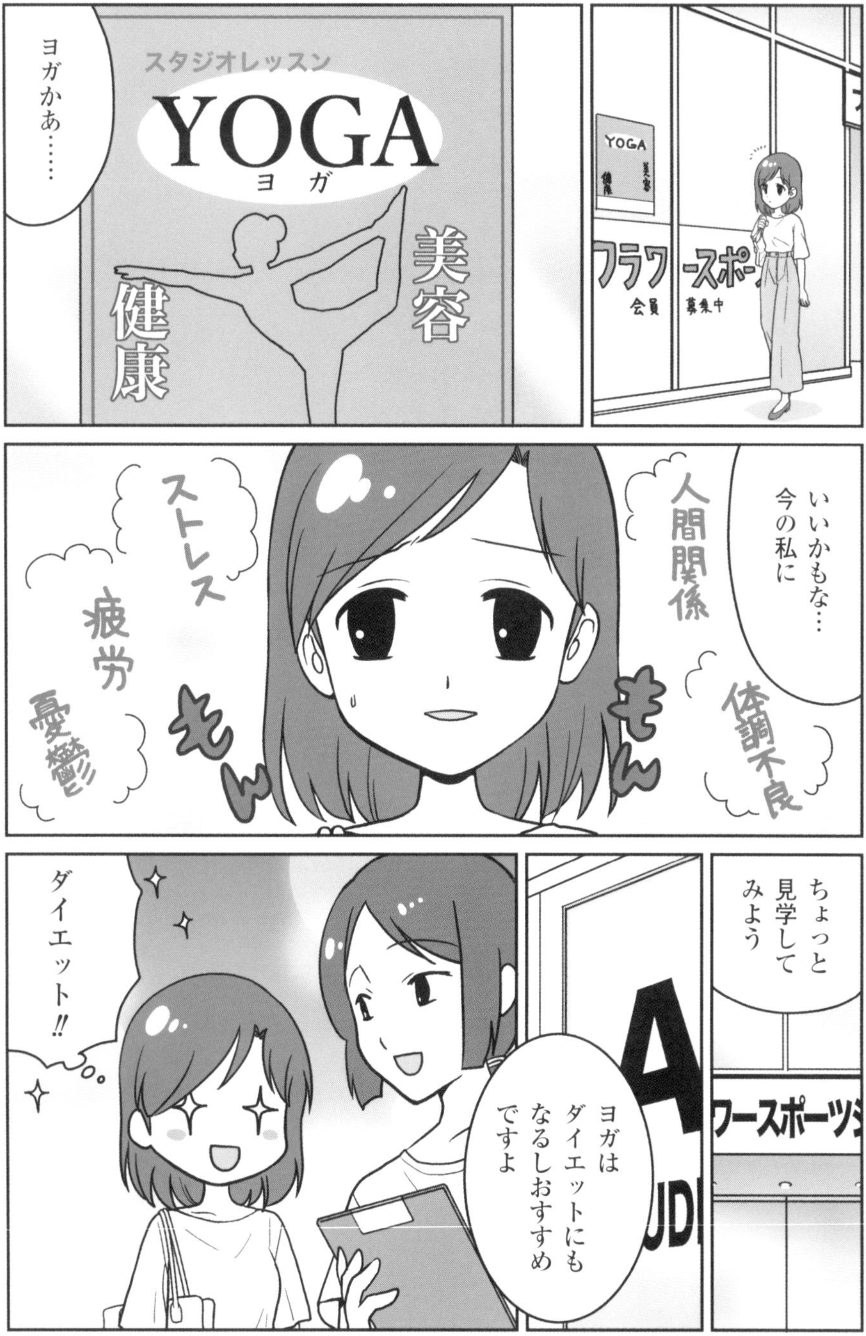
YOGA
美容
健康
フラワースポー
会員
募集中
スタジオレッスン
YOGA
ヨガ
美容
健康
ヨガかあ……
いいかもな……今の私に
人間関係
体調不良
もん
ストレス
疲労
憂鬱
もん
ちょっと見学してみよう
ワースポーツシ
ヨガはダイエットにもなるしおすすめですよ
ダイエット!!

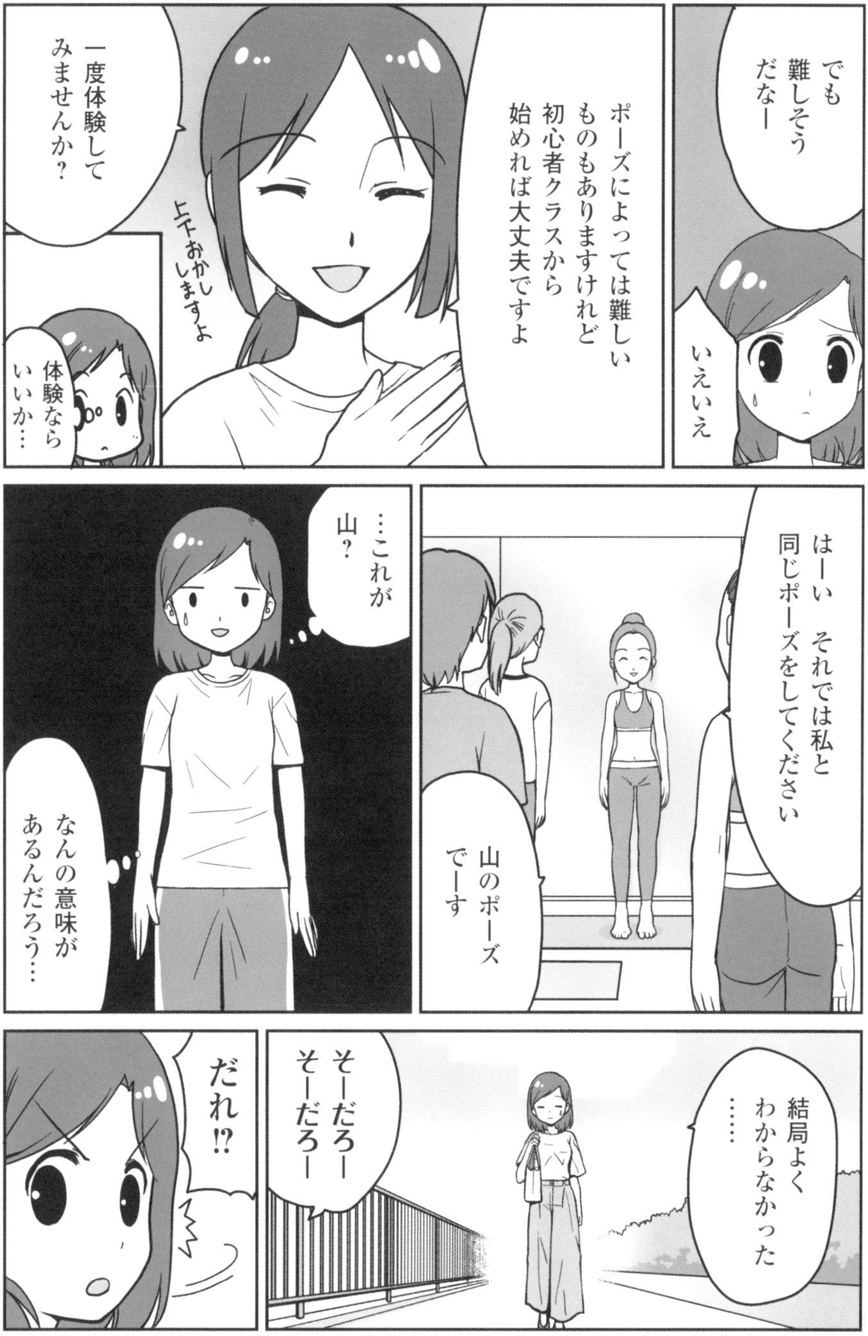
でも難しそうだなー
いえいえ
ポーズによっては難しいものもありますけれど初心者クラスから始めれば大丈夫ですよ
上下おかししますよ
一度体験してみませんか？
体験ならいいか…
はーい　それでは私と同じポーズをしてください
山のポーズでーす
…これが山？
なんの意味があるんだろう…
結局よくわからなかった……
そーだろーそーだろー
だれ!?

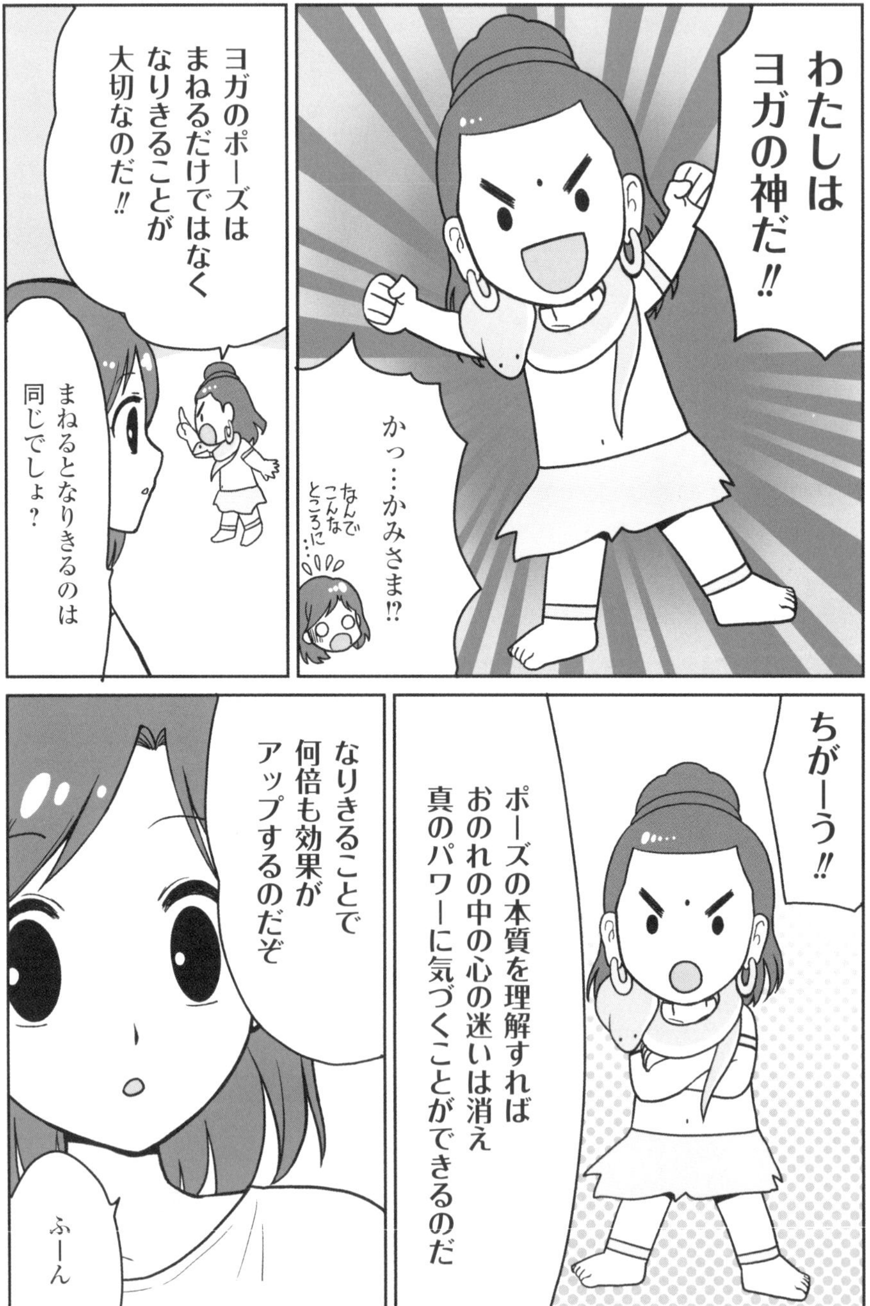
わたしはヨガの神だ‼
かっ…かみさま⁉
なんでこんなところに…
ヨガのポーズはまねるだけではなくなりきることが大切なのだ‼
まねるとなりきるのは同じでしょ？
ちがーう‼
ポーズの本質を理解すればおのれの中の心の迷いは消え真のパワーに気づくことができるのだ
なりきることで何倍も効果がアップするのだぞ
ふーん

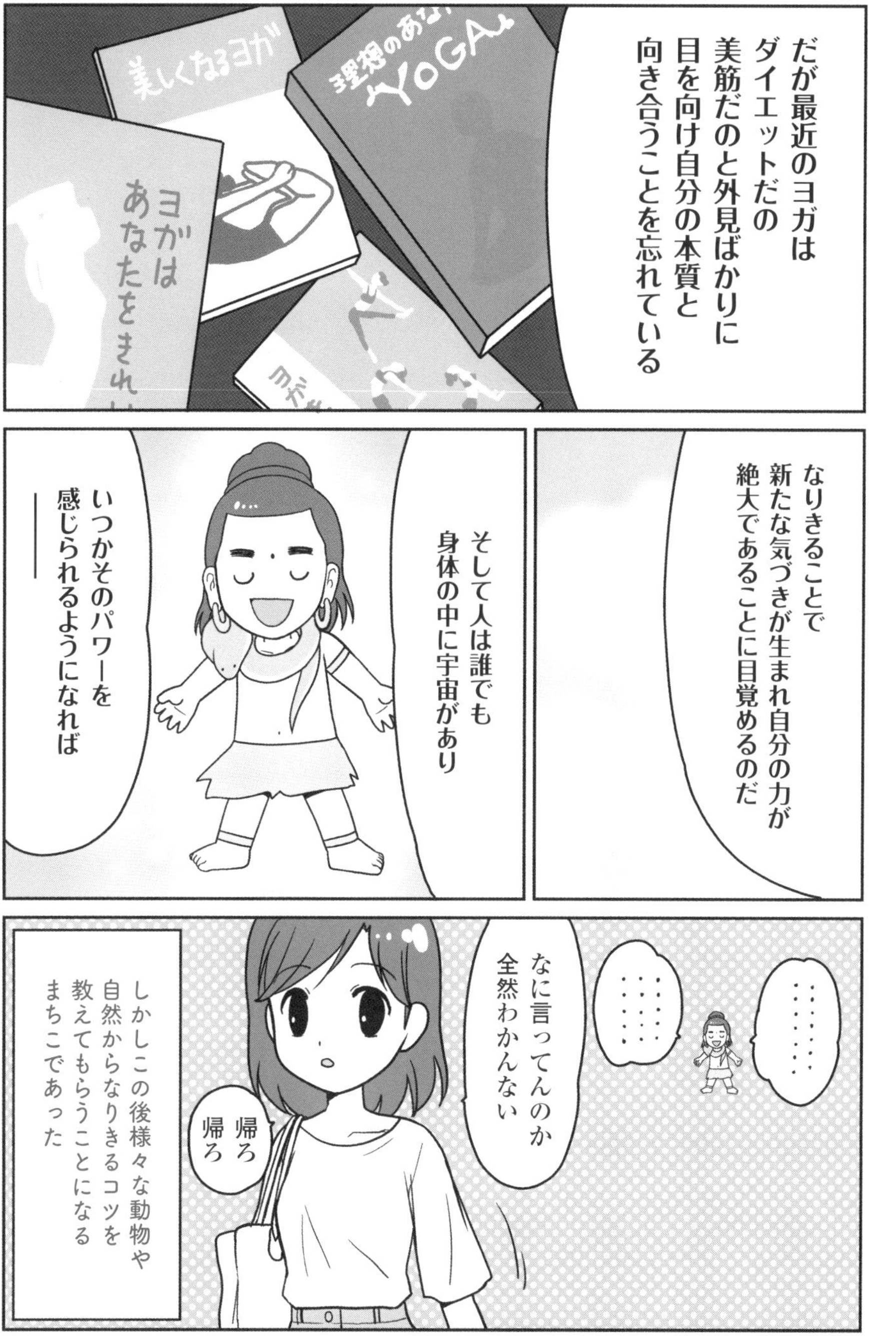
だが最近のヨガはダイエットだの美筋だのと外見ばかりに目を向け自分の本質と向き合うことを忘れている
美しくなるヨガ
なりきることで新たな気づきが生まれ自分の力が絶大であることに目覚めるのだ
そして人は誰でも身体の中に宇宙があり
いつかそのパワーを感じられるようになれば――
なに言ってんのか全然わかんない
帰ろ帰ろ
しかしこの後様々な動物や自然からなりきるコツを教えてもらうことになるまちこであった

はじめに

今やヨガは、スタジオや教室、スポーツクラブやネット動画など、多くの場所で体験・実践できるようになり、美容や健康法として人気があります。しかもヨガのスタイルは多様性に富み、ダイエット効果を高めるホットヨガ、動きの激しいアシュタンガヨガやパワーヨガ、道具を使うアイアンガーヨガなどの多彩な顔ぶれがそろい、有名なものだけでも20種類以上あります。

さらにヨガのパンフレットやサイトには、スタイルのよい女性モデルが登場し、美容効果、シェイプアップ、ダイエット、骨盤調整など、女性にとって魅力的な言葉が多く並んでいることから、ヨガは女性向けのエクササイズと思われがちですが、これはヨガの表面的な顔でしかありません。ヨガは、最近流行しているエクササイズではなく、もっと異なる顔を持っているからです。美容健康法としてのヨガも一つの顔ですが、もう少し深い顔と一般的にはあまり知られていない真の顔があり、その歴史は紀元前にさかのぼります。

ヨガとは「つながる」という意味を持つインド語です。何につながるかというと、それは揺らがない真の自己です。ヨガとは、言葉の意味からわかるように、自己とつながるための道なのです。そのため、一日中じっと座った瞑想三昧のヨガやひたすらマントラという呪文のような言葉を唱えるヨガは、「自分とは何者?」と問いかけ、本物の自分との出会いを大切にしています。ひたすら雑念を取り去り真の自己に向き合う修行的なもの…少しハードルが高い深い顔を持つヨガです。

また、ヨガは身体が柔らかくないと無理、という印象を持つ人が多いようですが、そう思う人はヨガの表面的な部分だけを見ています。ヨガは身体の硬い人や年齢を重ねた人、そして男性にも門戸は開かれているものなのです。ヨガは身体だけでなく心との向き合い方を大切にしています。身体が硬いからできないと思うと本当にできなくなってしまいます。自分の心と向き合い心を整えること、これがヨガの本質であり真の顔です。インストラクターが指示する形を一生懸命、鏡を見ながら真似るだけではなく自分自身の身体と心の声に耳を傾けてポーズを行うことで、ヨガは表面的なものから奥深いものに変わって行きます。

私はみなさんに難しいことを学ぶのではなく、ちょっとしたきっかけでヨガの真の意味を知り、もっと身近なものにすることで素敵な毎日を送っていただきたいと願っています。それは、私がヨガに救われたからです。もしヨガに出会っていなかったら今頃はすぐ疲れ、文句をいったりあきらめたりしている人生かもしれません。しかし、病弱だった私は、今はもうどこにもいません。

新たな自分に出会うためのヒント。それはヨガのポーズには必ず動物や自然界にあるものの名前が付いているということです。私たちは、ヨガのポーズを行うだけで、ポーズの持っている潜在的な力とヨガ（つながること）ができます。「真似る」のでは「なりきる」こと。これがヨガの効果を飛躍的にアップさせます。

ヨガのポーズを行うときにイメージを心に描くことで身体はそのイメージの通りになっていきます。例えば「樹のポーズ」は、「私はバランス感覚が悪いから…」と思ってバランスの悪い自分をイメージして恐る恐るやると、やはり思った通りバランスを崩して倒れてしまいます。しかし、足は根っ子、胴体は幹、手は枝葉、顔は花…と思い描いて樹になりきってしまうと、しっかりと大地に根を張ったポーズになり、堂々とした樹そのものになりきることができます。そして何事にもめげない自分に出会うことができるのです。

まずはなりたいものに近いポーズから始めてみましょう。思いを味方にして身体に問いかけるように心の声を大切にしてヨガのポーズに取り組んでみると、プラーナと呼ばれる気が動き出し、身体中に充満し、エネルギーに満ち充実した毎日を送ることができるようになります。

目次

第1章 なりきり基本ポーズ

意味を知れば効果が変わる

第2章 なりきり呼吸法

座ったままで健康と美しさを手に入れる

第3章 なりきりチャクラ

自分の身体の中にある神秘の力

第4章 ヨガとアーユルヴェーダのつながり

深い関係を持つインドの伝統医療と健康法

登場人物

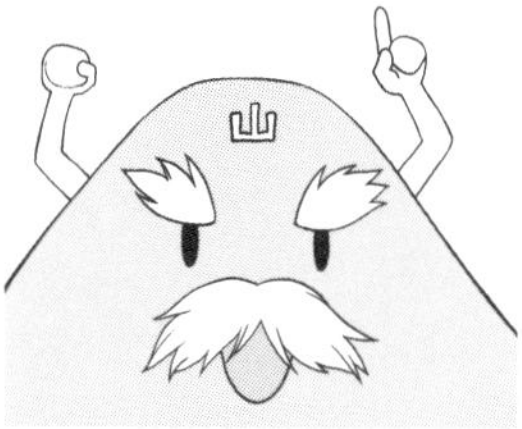

山
まさに動かざること山の如し。どっしりと構えることにより、何事にも動じない揺らがない自分になれる。

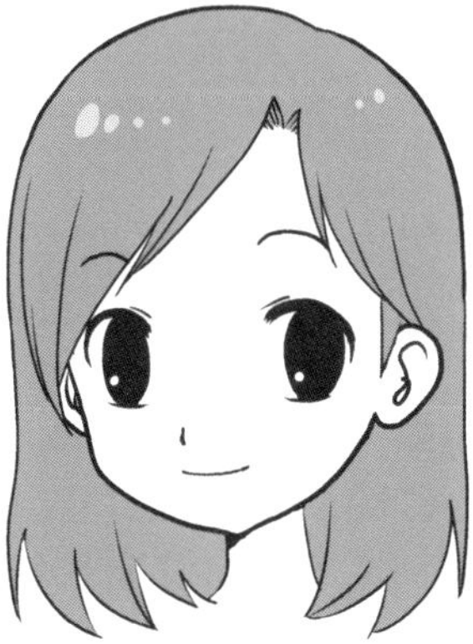

まちこ
主人公。悩み多き今時の会社員。職場や私生活でのトラブル、ストレスや体調不良などを動物、自然、物、事象などからヨガの手ほどきを受け、ポーズそのものになりきることで解決していく。本書籍の筆者である西川眞知子の分身である。

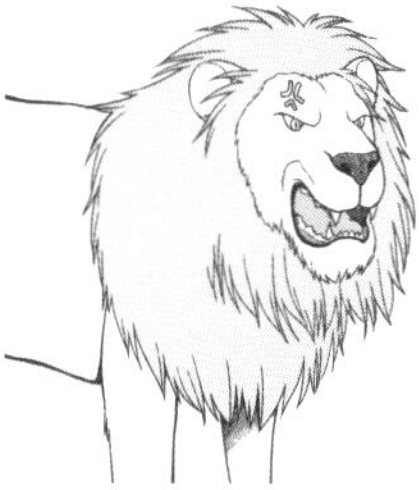

ライオン
百獣の王。ライオンになりきることで嫌なものを全て吐き出してストレス解消。

鷲
ヴィシュヌ神を乗せて空を飛ぶガルーダ（鷲）は不死身の鳥類の王者。

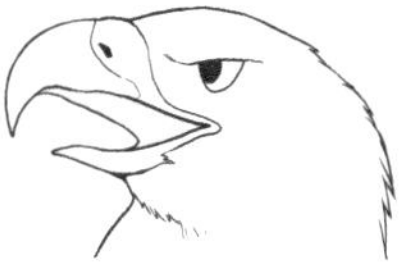

コブラ
ヘビの王。生命力溢れる蛇神のパワーを秘める。背中の痛みの改善やダイエット効果をもたらす。

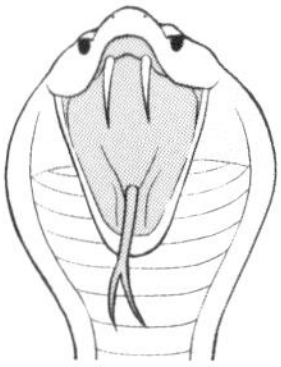

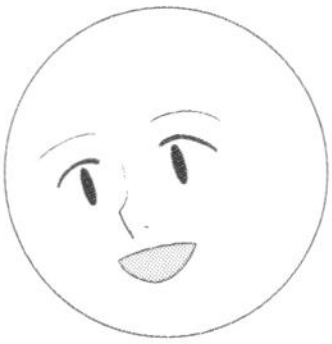

月
女性のシンボル。月のリズムに乗ることでしっとりとしなやかで優雅な動きを身につける。

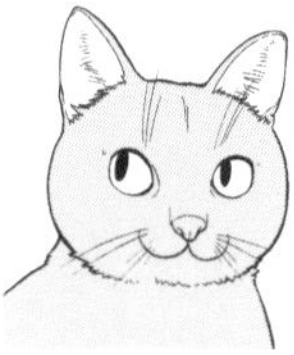

猫
自称高貴なケモノ。なりきることで身体をやわらかくして猫背も解消。

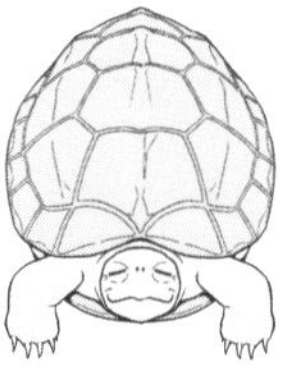

亀
亀になりきることで、人の噂を気にせずマイペースで生きられるようになれる。

その他多数登場
犬、バッタ、ウサギ、太陽、ラクダ、魚など、多くの動物や自然が、まちこになりきるコツを伝授。

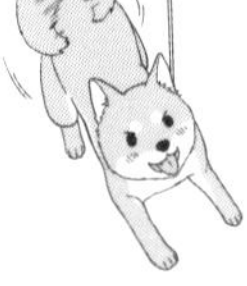
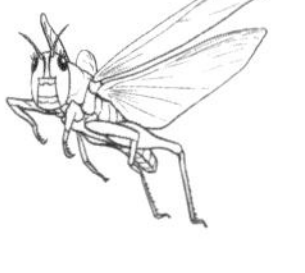
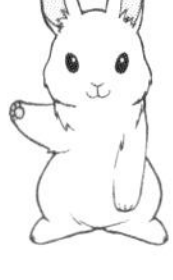
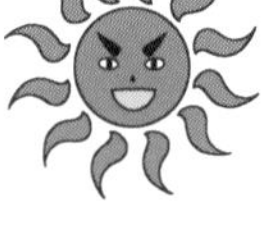

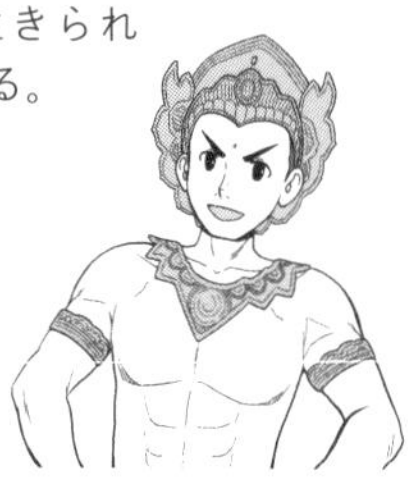

英雄
常にポジティブに自信を持って行動するヒーロー。少々陶酔しやすいところが玉にキズ。

第1章

なりきり基本ポーズ

意味を知れば効果が変わる

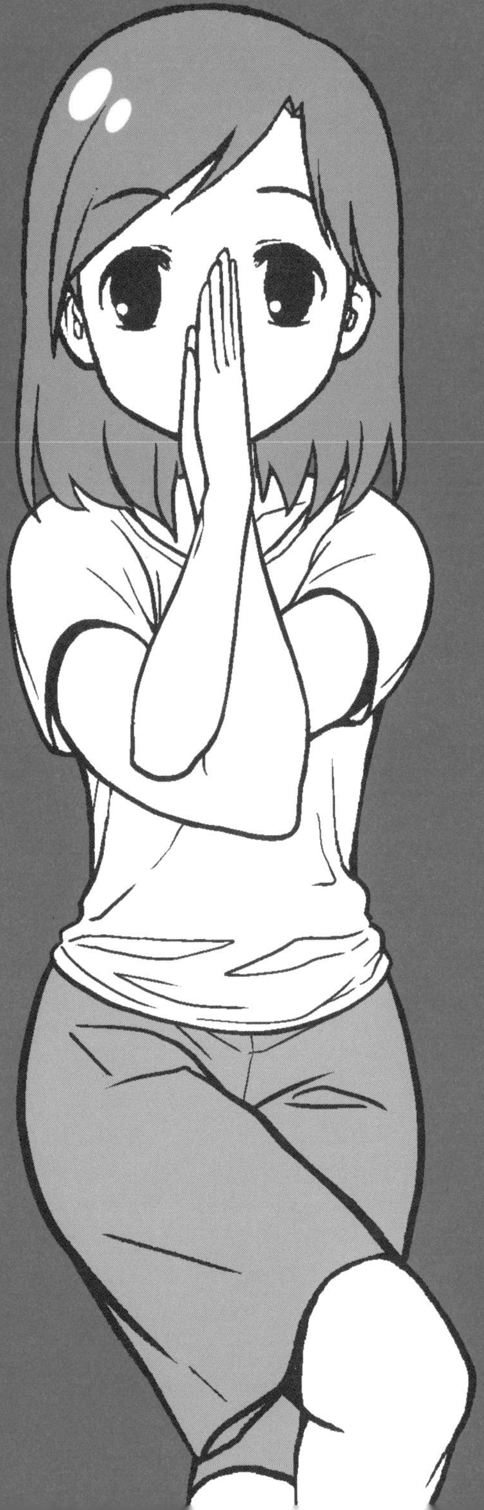

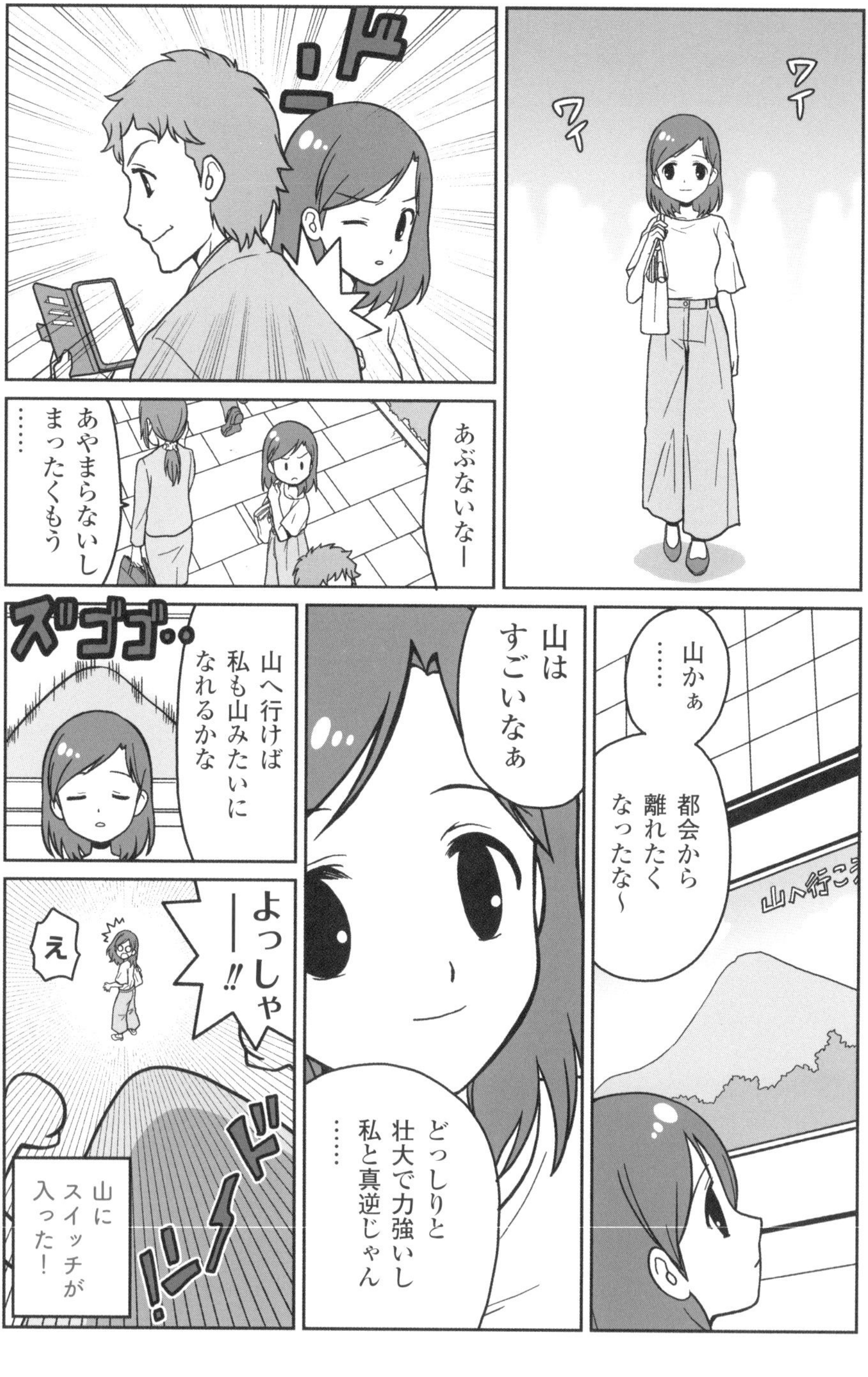
ワイ
ワイ
あぶないなー
あやまらないし
まったくもう……
山かぁ……
都会から
離れたく
なったな～
山は
すごいなぁ
どっしりと
壮大で力強いし
私と真逆じゃん……
ズゴゴ‥
山へ行けば
私も山みたいに
なれるかな
よっしゃ
ー‼
え
ドーン!
山に
スイッチが
入った!

山になりきるポーズ
ターダ・アーサナ
Tadasana
いやいや「山になれたら」なんてとんでもない君はすでに山なんだ！
山
まず山のまねをしてみよう！
はいっ
まずは軽く足を開いて安定
すくっと立つ
両手を身体の脇にそわせてリラックスして
前後左右にぐらつかない！動じない！
すくっと

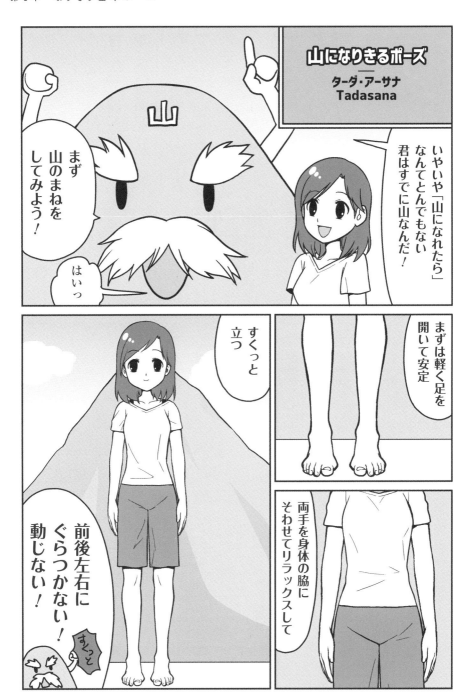

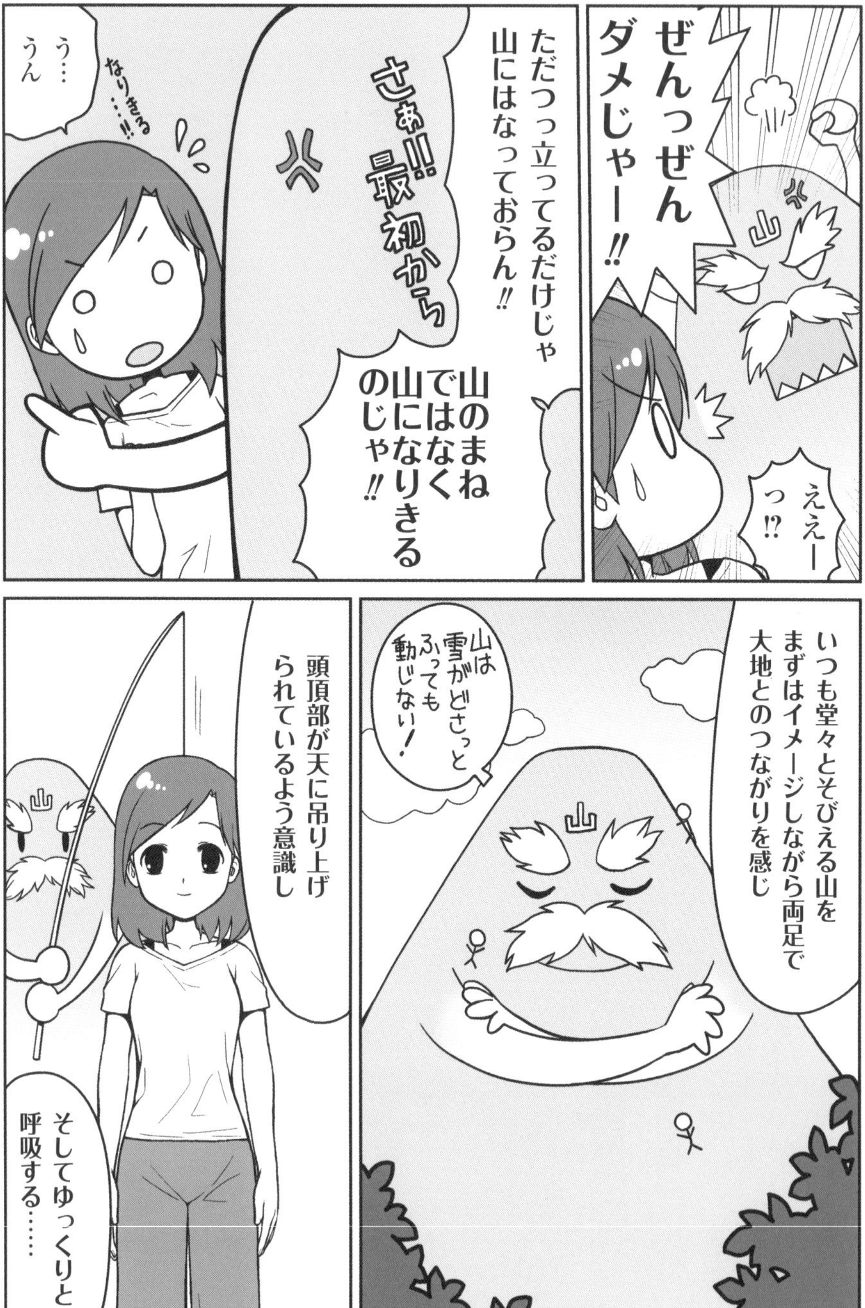

ぜんっぜん
ダメじゃー!!
山
ええー
っ!?
ただつっ立ってるだけじゃ
山にはなっておらん!!
さぁ!!最初から
山のまね
ではなく
山になりきる
のじゃ!!
う…
うん
なりきる
…!!
いつも堂々とそびえる山を
まずはイメージしながら両足で
大地とのつながりを感じ
山は
雪がどさっと
ふっても
動じない!
山
頭頂部が天に吊り上げ
られているよう意識し
山
そしてゆっくりと
呼吸する……

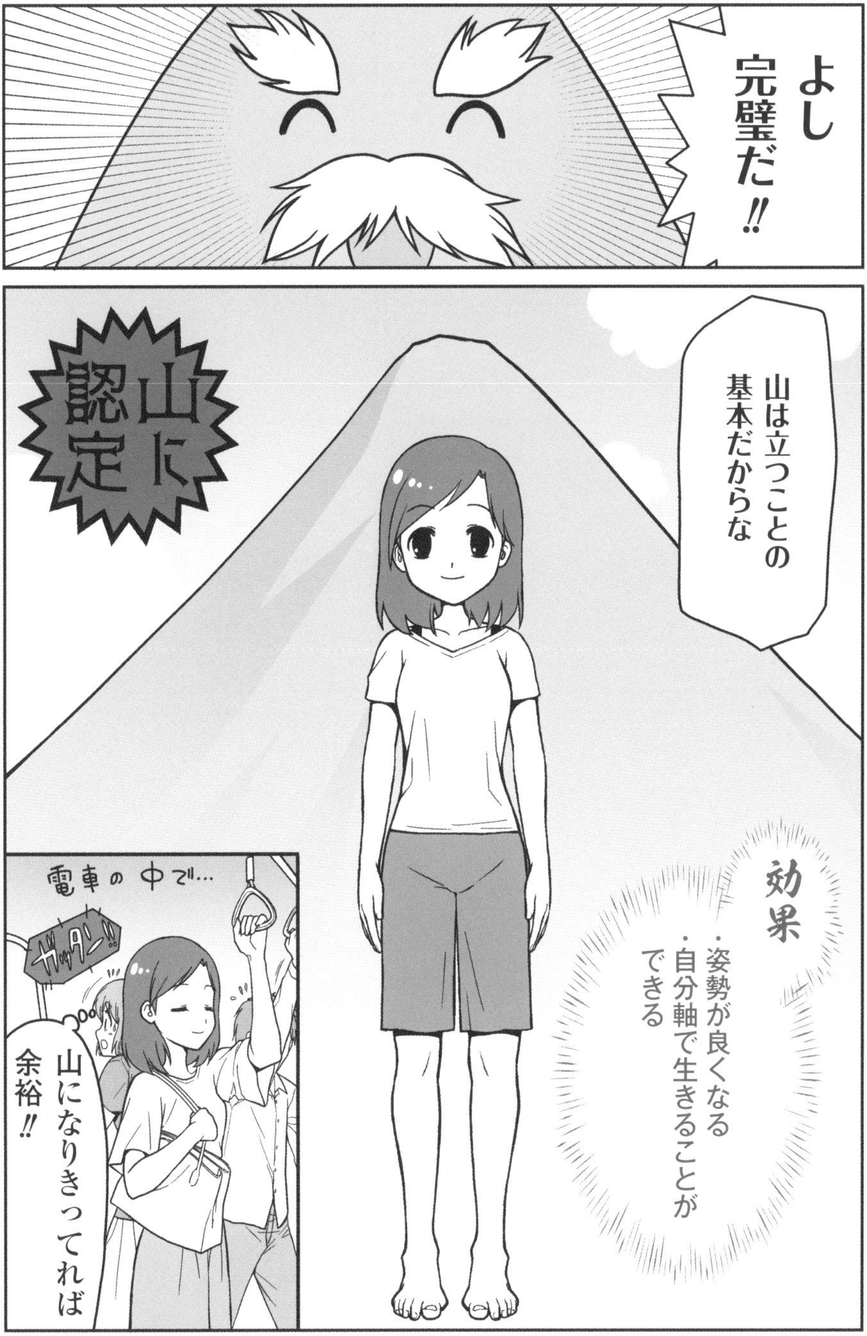
よし
完璧だ!!
山に
認定
山は立つことの
基本だからな
効果
・姿勢が良くなる
・自分軸で生きることが
できる
電車の中で…
ガタン!!
山になりきってれば
余裕!!

またねー
おやすみー
ちょっと飲みすぎちゃったかな
あっ
今夜は満月なんだ
きれーい
月ってなんか優雅ですてきよねぇ
月みたいにしっとりした女性になりたいなー
あなたにもなれますよ
ほんと!?
月のようなしなやかで優雅な女性になりましょう

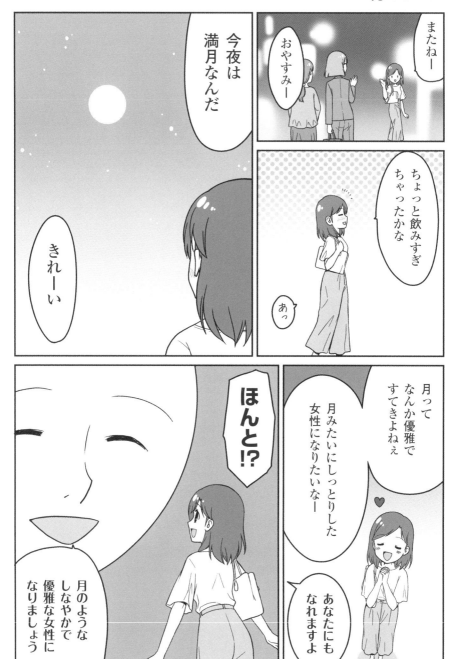

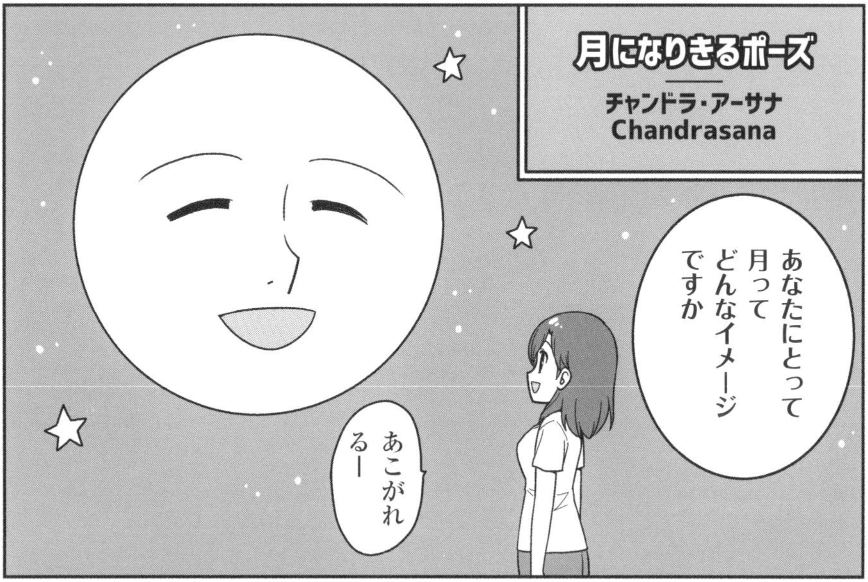
月になりきるポーズ
チャンドラ・アーサナ
Chandrasana
あなたにとって月ってどんなイメージですか
あこがれるー

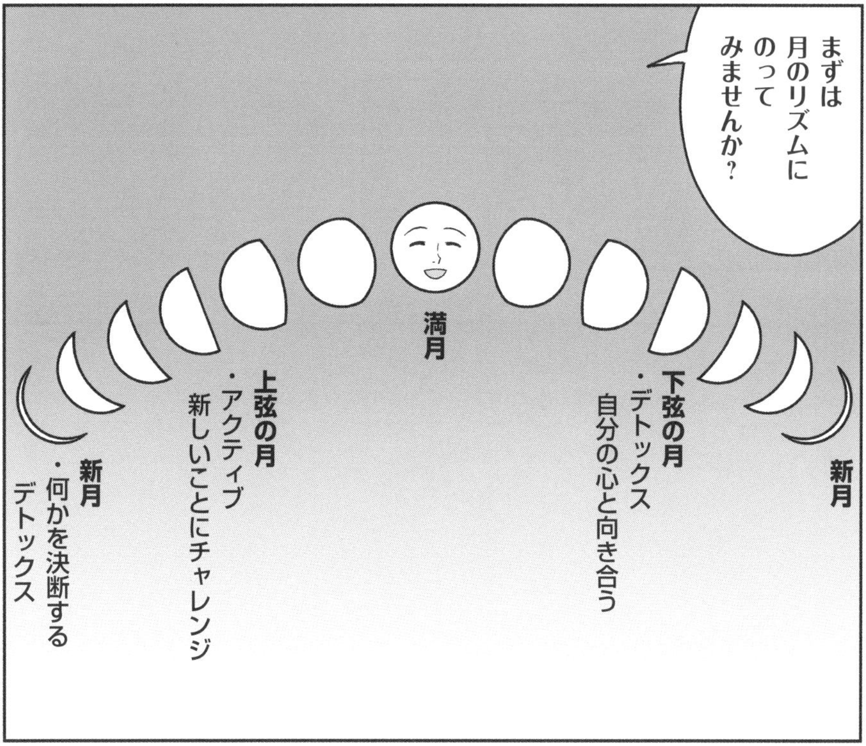
まずは月のリズムにのってみませんか?
新月
下弦の月
・デトックス
自分の心と向き合う
満月
上弦の月
・アクティブ
新しいことにチャレンジ
新月
・何かを決断する
デトックス

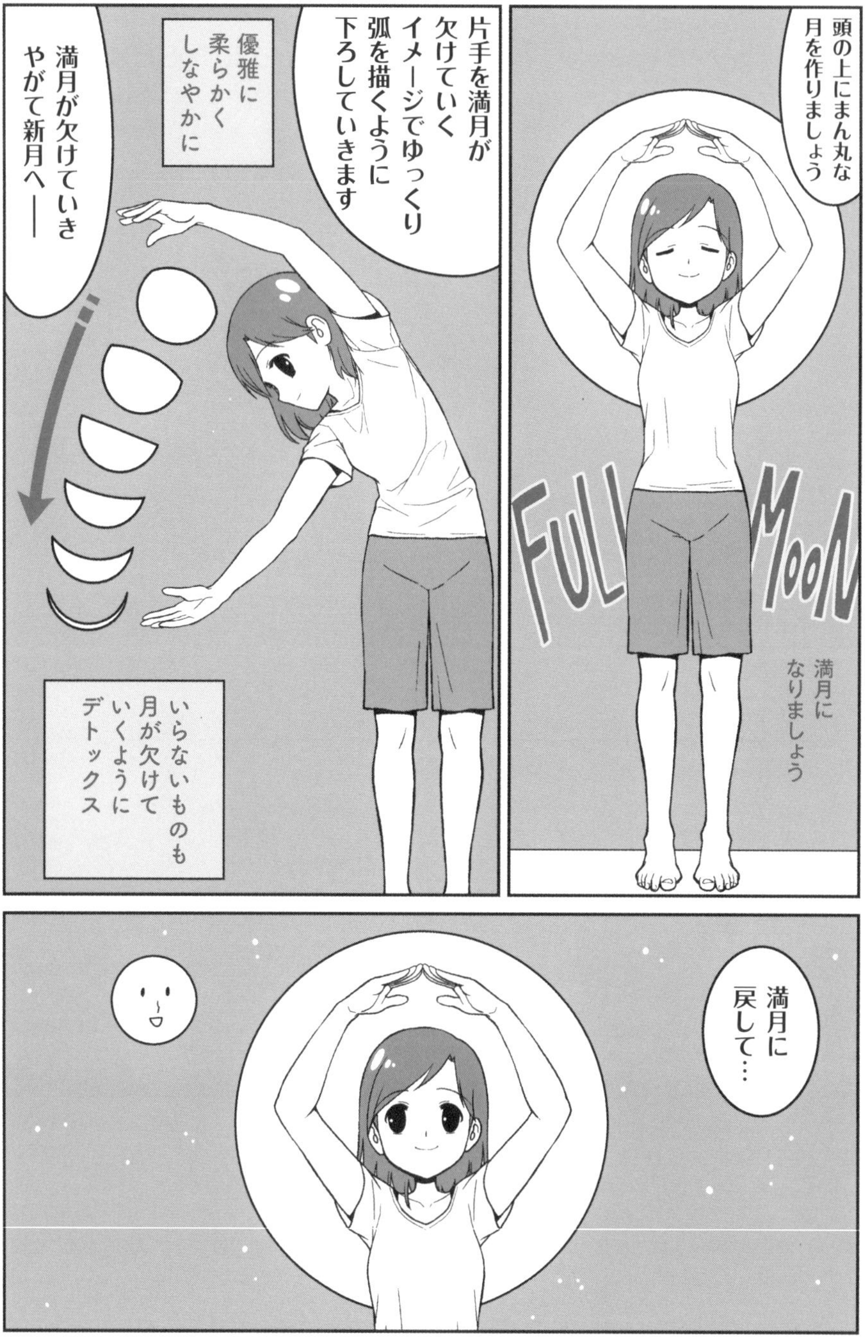
頭の上にまん丸な月を作りましょう
FULL MOON
満月になりましょう
片手を満月が欠けていくイメージでゆっくり弧を描くように下ろしていきます
優雅に柔らかくしなやかに
満月が欠けていきやがて新月へ――
いらないものも月が欠けていくようにデトックス
満月に戻して…

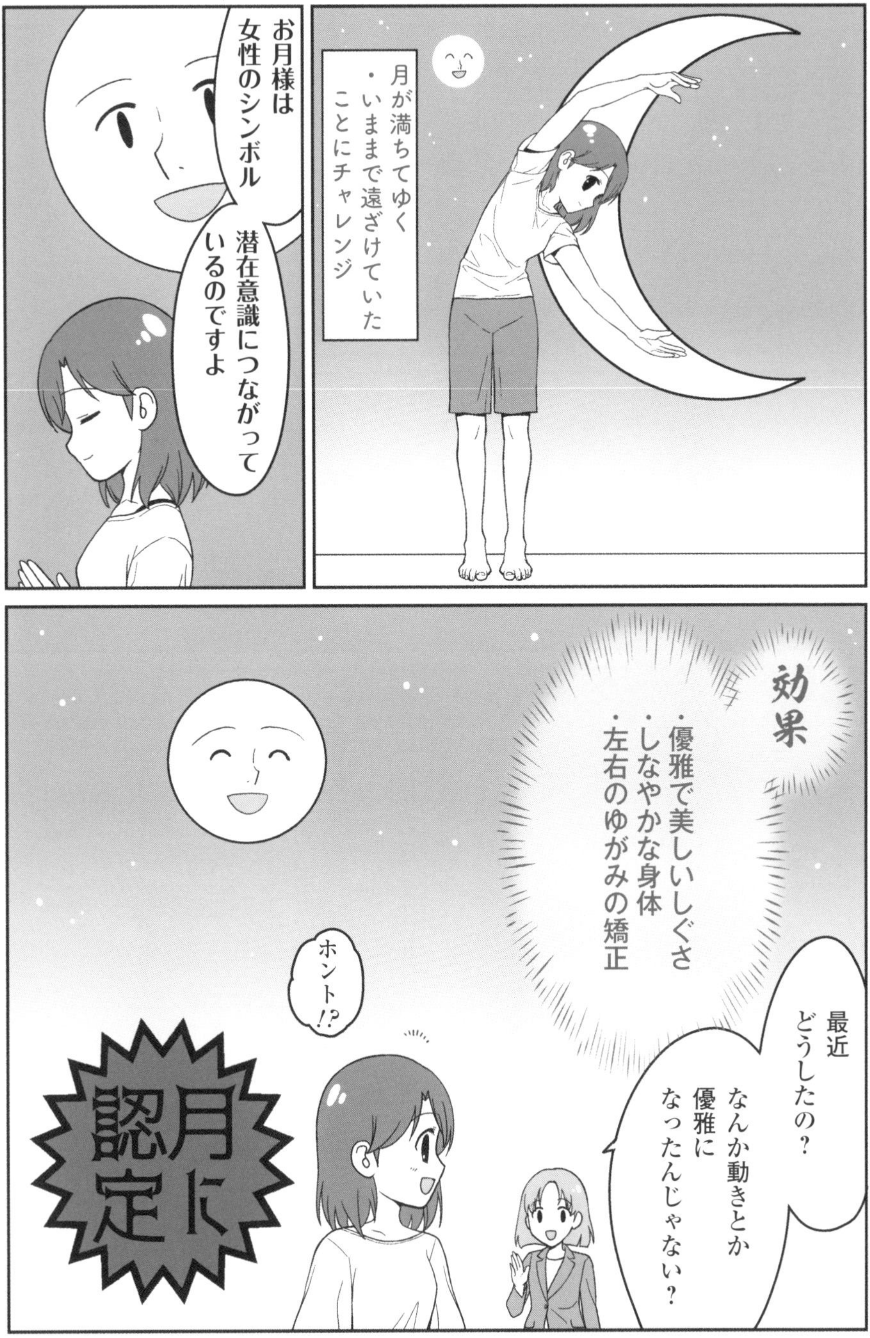
月が満ちてゆく
・いままで遠ざけていたことにチャレンジ
お月様は女性のシンボル
潜在意識につながっているのですよ
効果
・優雅で美しいしぐさ
・しなやかな身体
・左右のゆがみの矯正
最近どうしたの？
なんか動きとか優雅になったんじゃない？
ホント!?
月に認定

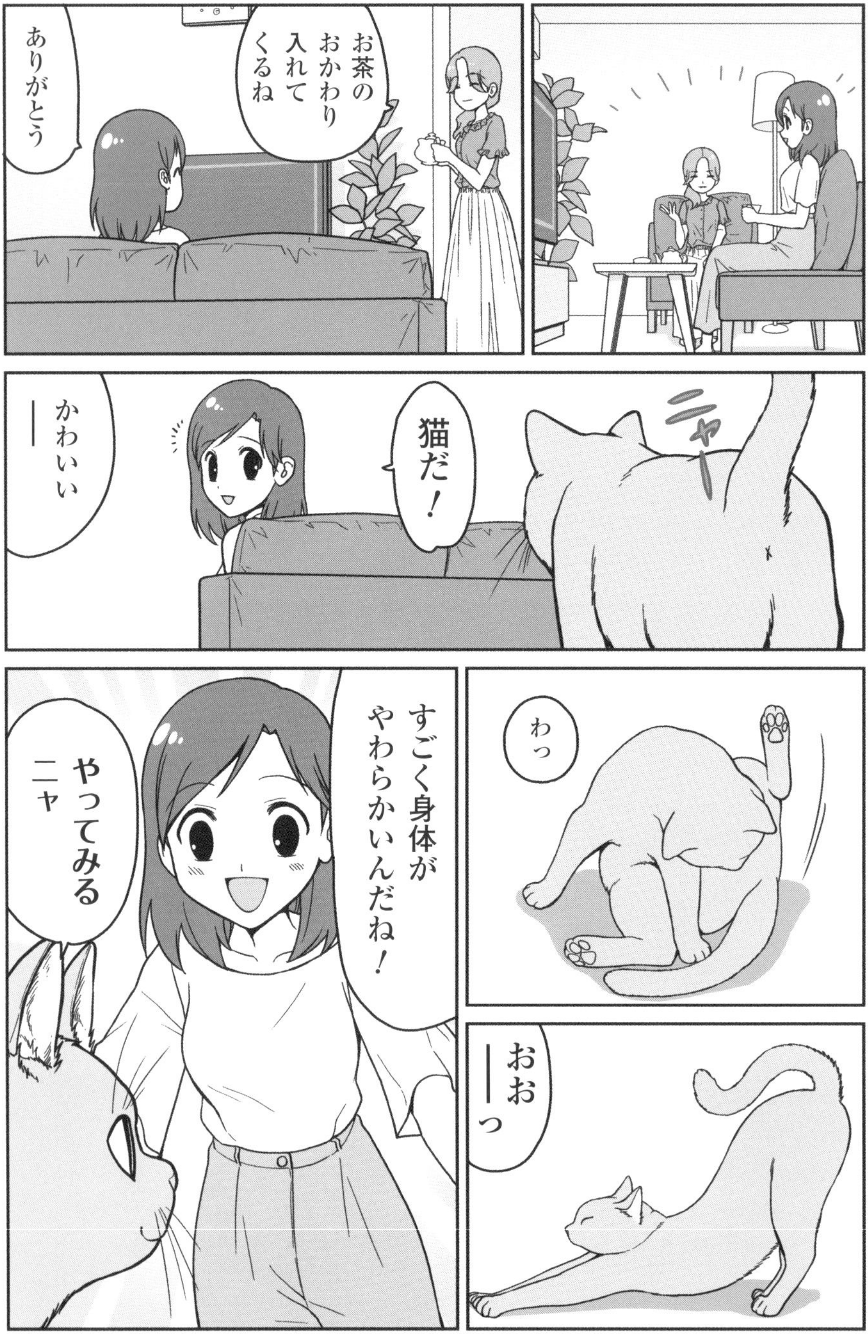
お茶のおかわり入れてくるね
ありがとう
ニャー
猫だ！
かわいい—
わっ
おお—っ
すごく身体がやわらかいんだね！
やってみるニャ

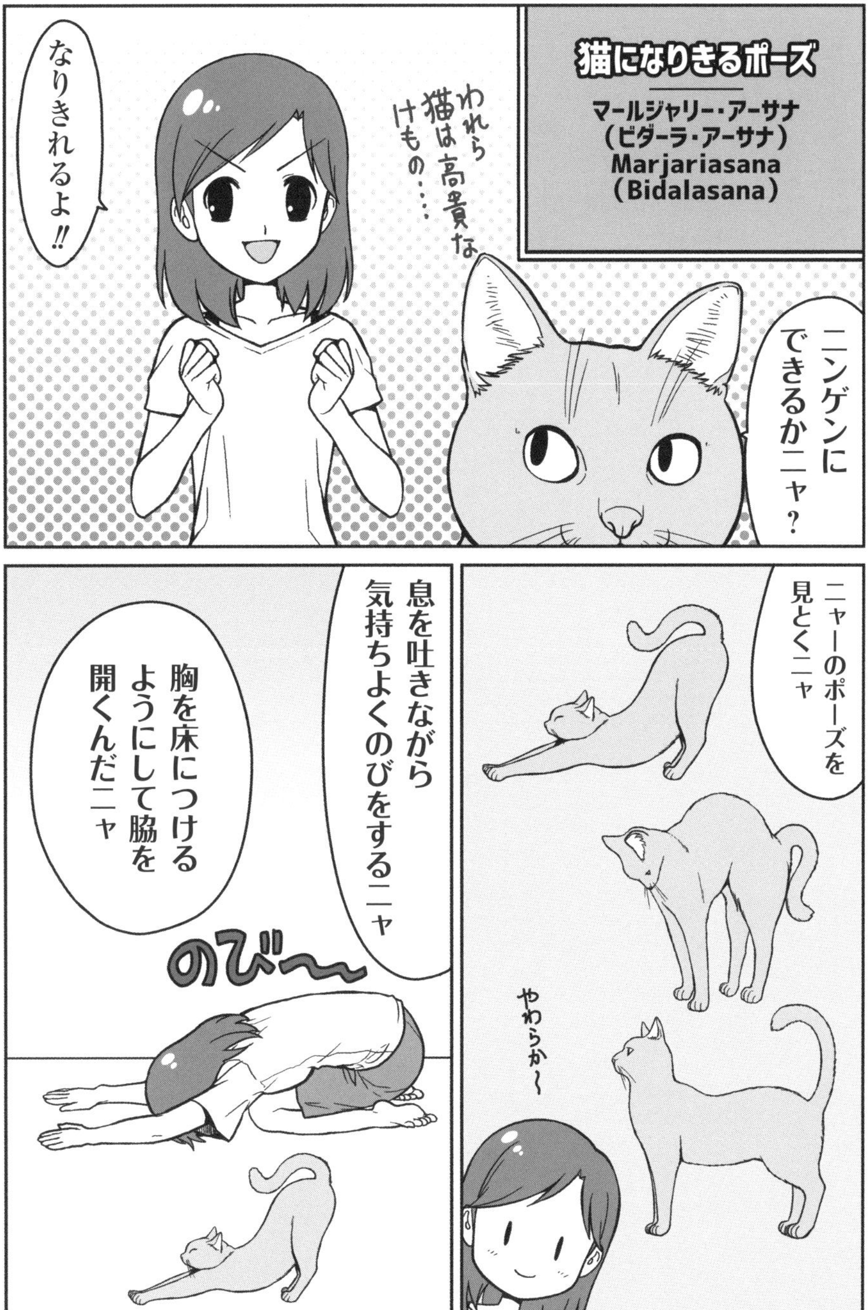
猫になりきるポーズ
マールジャリー・アーサナ
（ビダーラ・アーサナ）
Marjariasana
（Bidalasana）
ニンゲンにできるかニャ？
われら猫は高貴なけもの・・・・
なりきれるよ!!
ニャーのポーズを見とくニャ
やわらか〜
息を吐きながら気持ちよくのびをするニャ
胸を床につけるようにして脇を開くんだニャ
のび〜〜

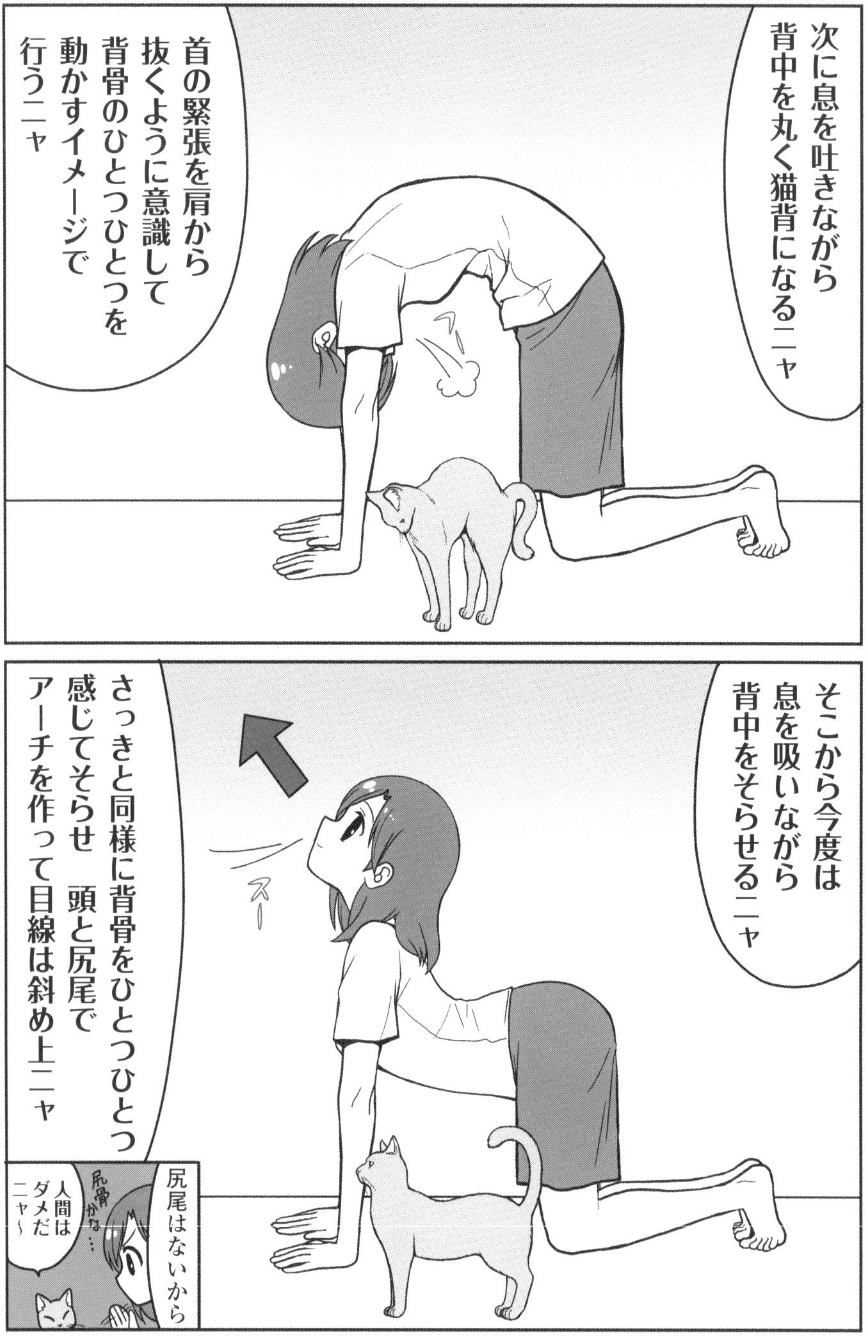
次に息を吐きながら背中を丸く猫背になるニャ
首の緊張を肩から抜くように意識して背骨のひとつひとつを動かすイメージで行うニャ
そこから今度は息を吸いながら背中をそらせるニャ
スー
さっきと同様に背骨をひとつひとつ感じてそらせ　頭と尻尾で アーチを作って目線は斜め上ニャ
尻尾はないから
尻骨かな…
人間はダメだニャ～

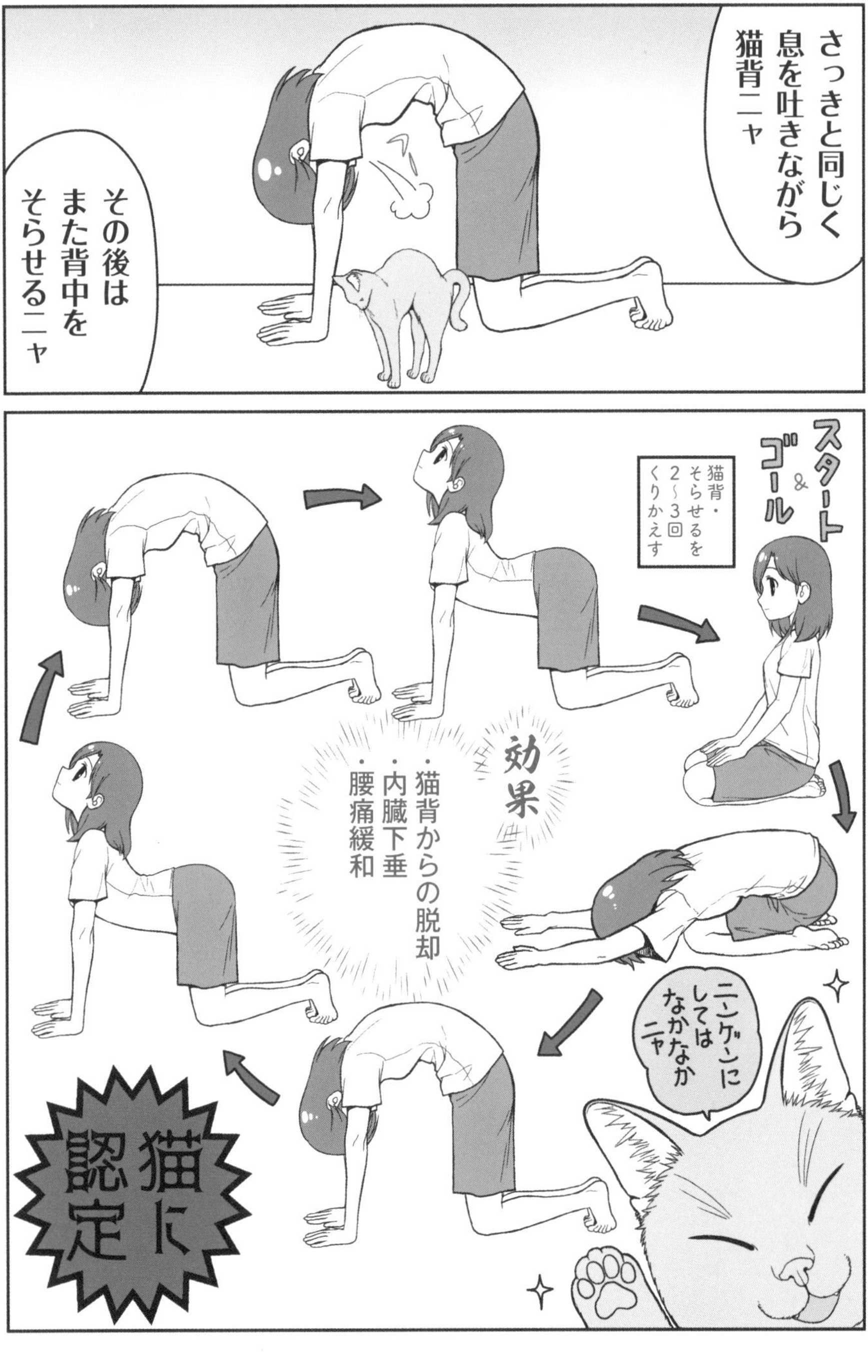
さっきと同じく息を吐きながら猫背ニャ
その後はまた背中をそらせるニャ
スタート&ゴール
猫背・そらせるを2〜3回くりかえす
効果
・猫背からの脱却
・内臓下垂
・腰痛緩和
ニンゲンにしてはなかなかニャ
猫に認定

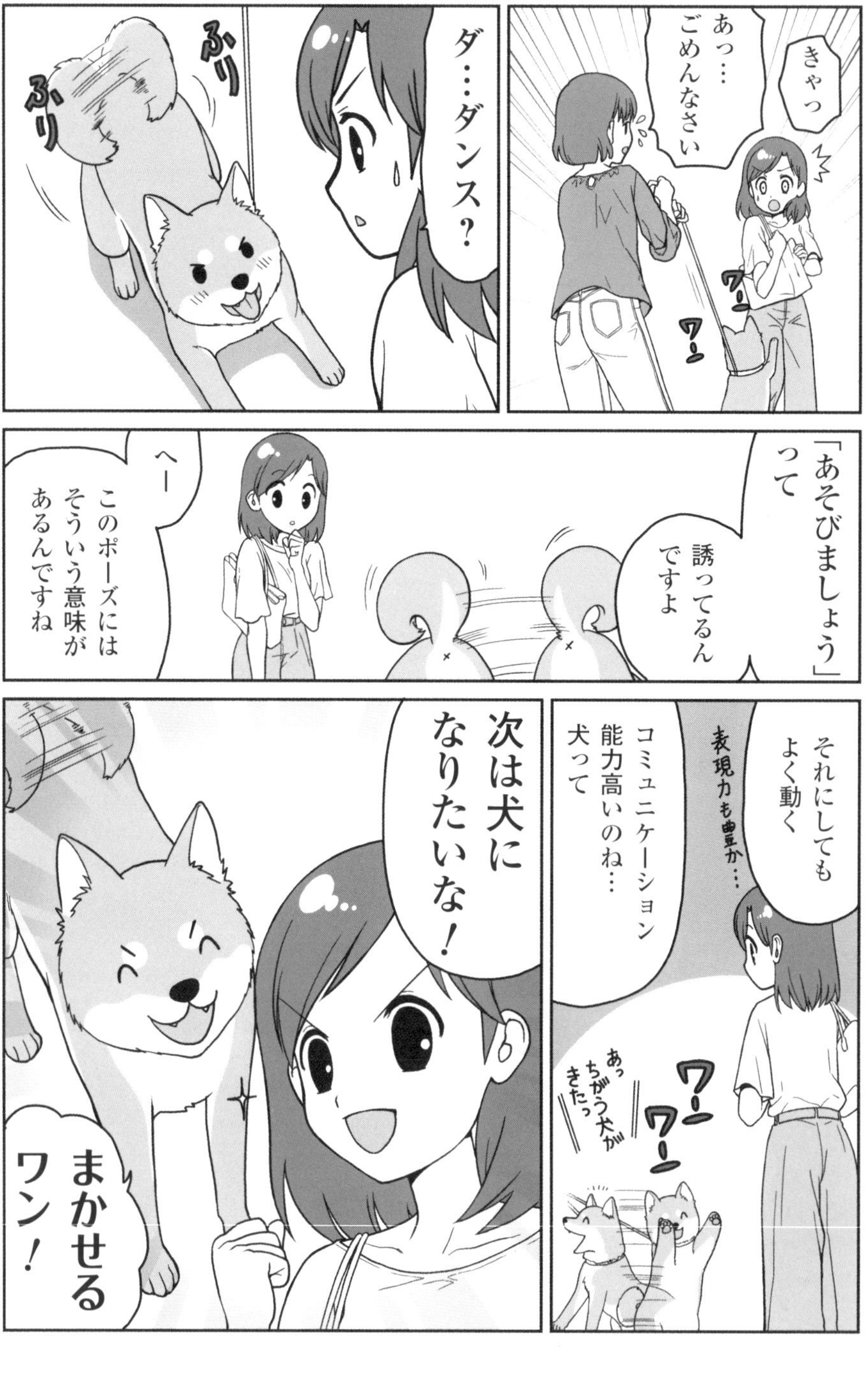
きゃっ
あっ…ごめんなさい
ワー
ワー
ダ…ダンス？
ふりふり
「あそびましょう」って
誘ってるんですよ
へー
このポーズにはそういう意味があるんですね
それにしてもよく動く
表現力も豊か…
コミュニケーション能力高いのね…犬って
あっちがう犬がきたっ
ワー
ワー
次は犬になりたいな！
まかせるワン！

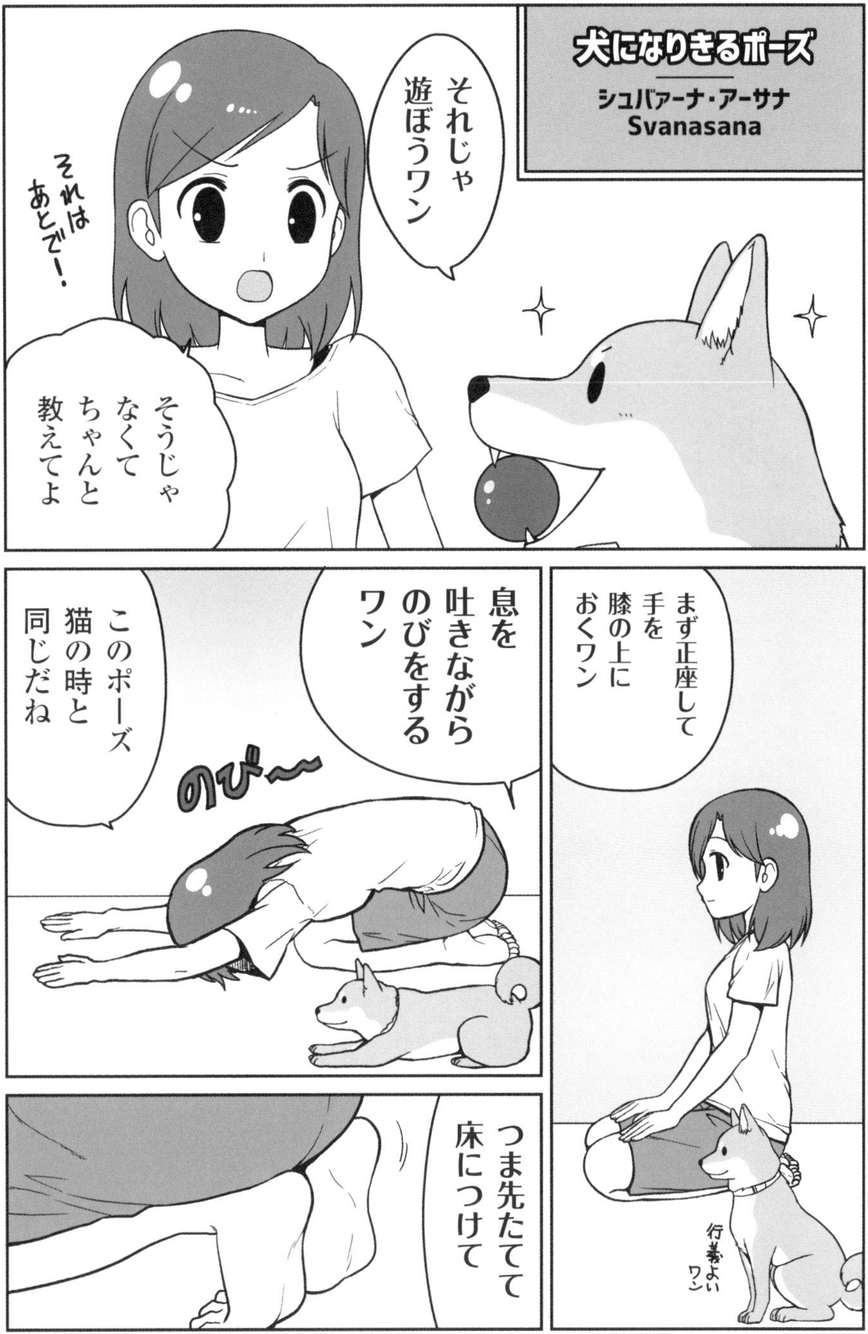
犬になりきるポーズ
シュバァーナ・アーサナ
Svanasana
それじゃ遊ぼうワン
それはあとで！
そうじゃなくてちゃんと教えてよ
まず正座して手を膝の上におくワン
行儀よいワン
息を吐きながらのびをするワン
のび～～
このポーズ猫の時と同じだね
つま先たてて床につけて

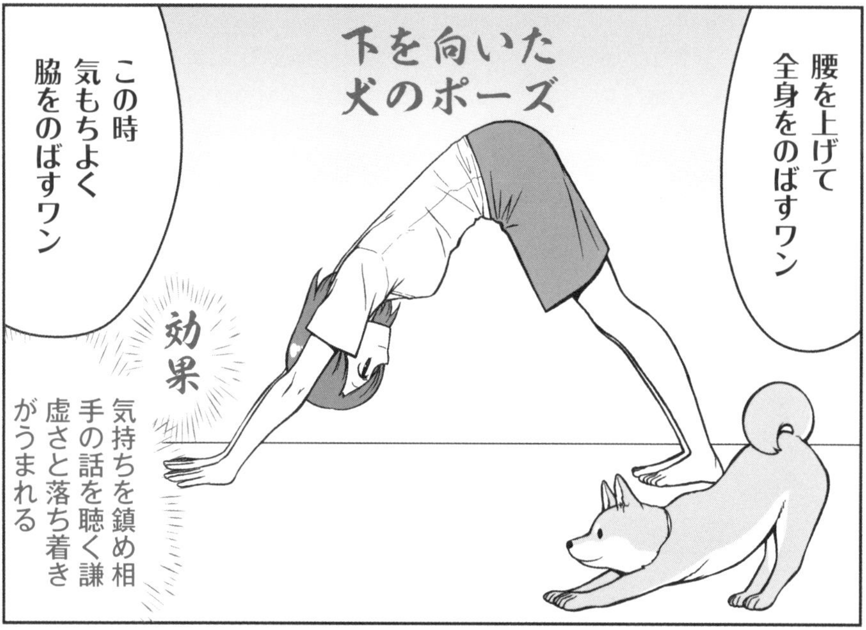
下を向いた犬のポーズ
腰を上げて全身をのばすワン
この時気もちよく脇をのばすワン
効果
気持ちを鎮め相手の話を聴く謙虚さと落ち着きがうまれる

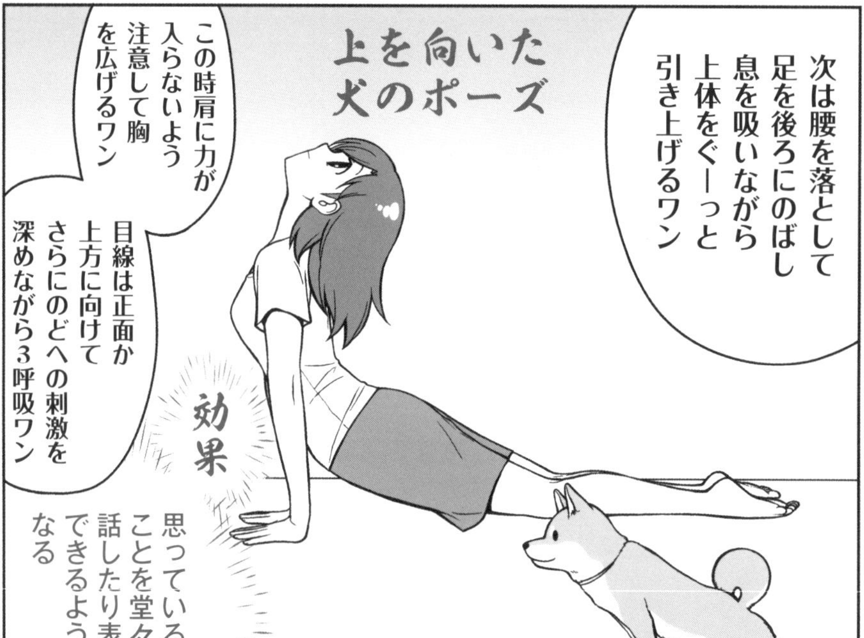
上を向いた犬のポーズ
次は腰を落として足を後ろにのばし息を吸いながら上体をぐーっと引き上げるワン
この時肩に力が入らないよう注意して胸を広げるワン
目線は正面か上方に向けてさらにのどへの刺激を深めながら3呼吸ワン
効果
思っていることを堂々と話したり表現できるようになる

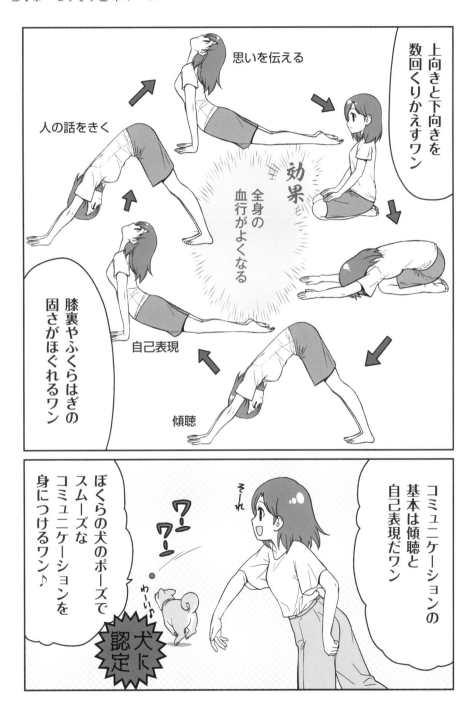

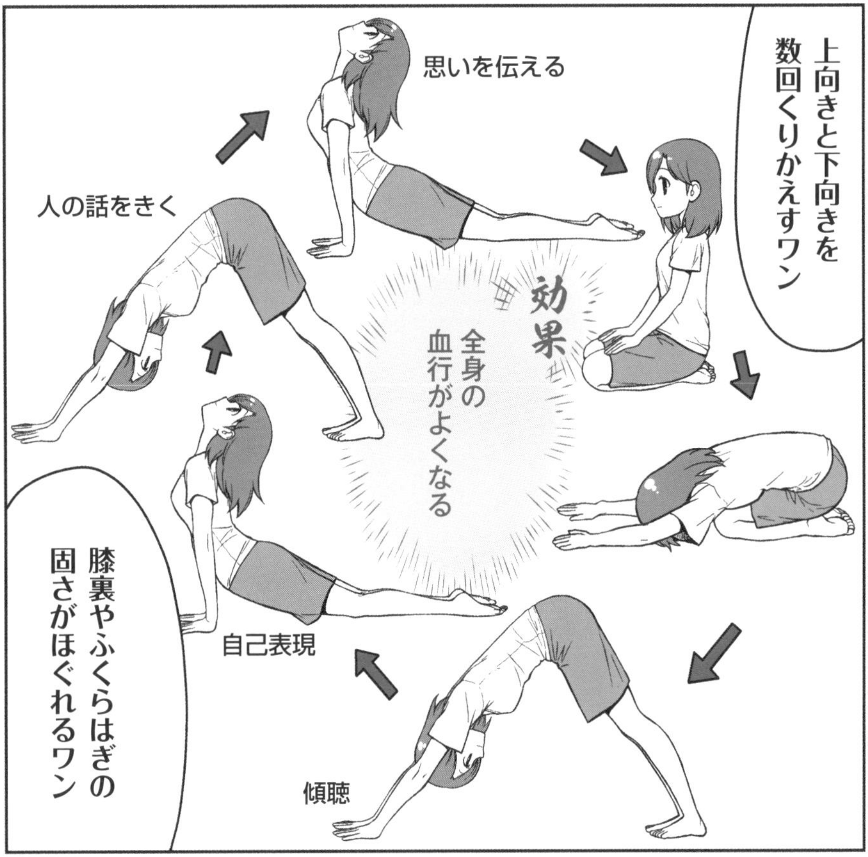
上向きと下向きを数回くりかえすワン
思いを伝える
人の話をきく
効果
全身の血行がよくなる
膝裏やふくらはぎの固さがほぐれるワン
自己表現
傾聴

コミュニケーションの基本は傾聴と自己表現だワン
そーれ
ワー
ワー
わーい♪
ぼくらの犬のポーズでスムーズなコミュニケーションを身につけるワン♪
犬に認定

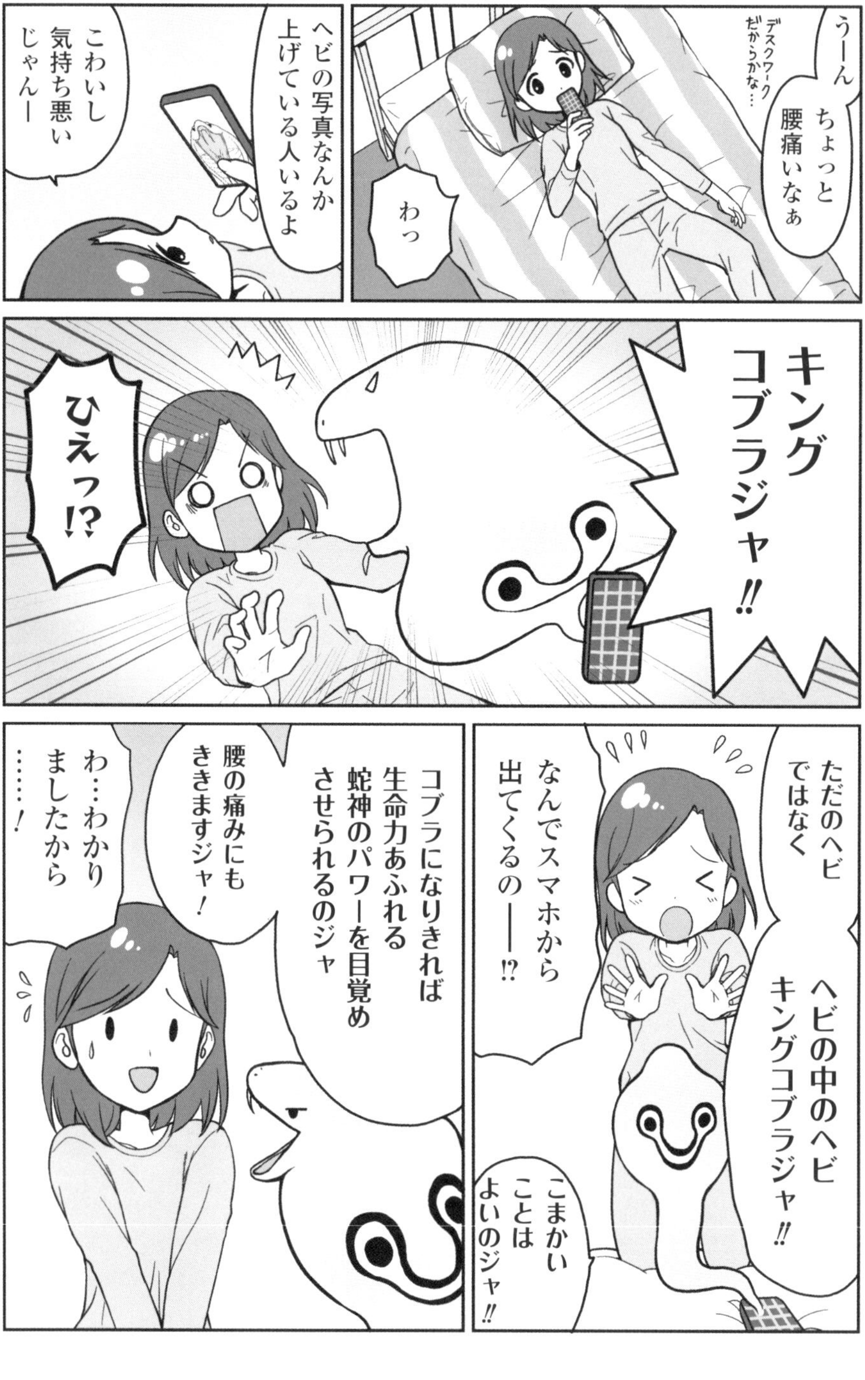
うーん ちょっと腰痛いなぁ
デスクワークだからかな…
わっ
ヘビの写真なんか上げている人いるよ
こわいし気持ち悪いじゃんー
キングコブラジャ!!
ひえっ!?
ただのヘビではなくヘビの中のヘビキングコブラジャ!!
なんでスマホから出てくるの——!?
こまかいことはよいのジャ!!
コブラになりきれば生命力あふれる蛇神のパワーを目覚めさせられるのジャ
腰の痛みにもききますジャ!
わ…わかりましたから……!

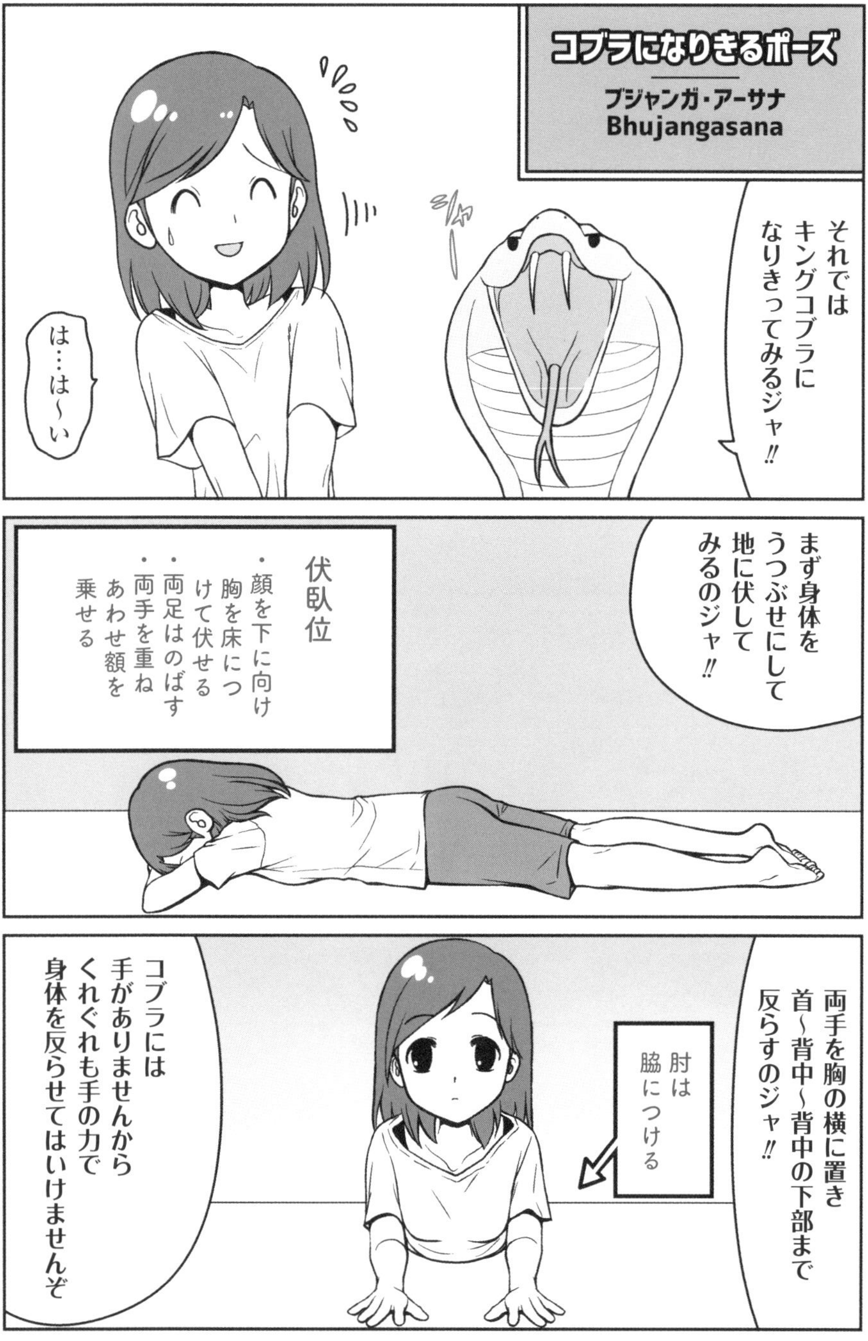
コブラになりきるポーズ
ブジャンガ・アーサナ
Bhujangasana
それでは
キングコブラに
なりきってみるジャ!!
は…は～い
まず身体を
うつぶせにして
地に伏して
みるのジャ!!
伏臥位
・顔を下に向け
胸を床につ
けて伏せる
・両足はのばす
・両手を重ね
あわせ額を
乗せる
両手を胸の横に置き
首～背中～背中の下部まで
反らすのジャ!!
肘は
脇につける
コブラには
手がありませんから
くれぐれも手の力で
身体を反らせてはいけませんぞ

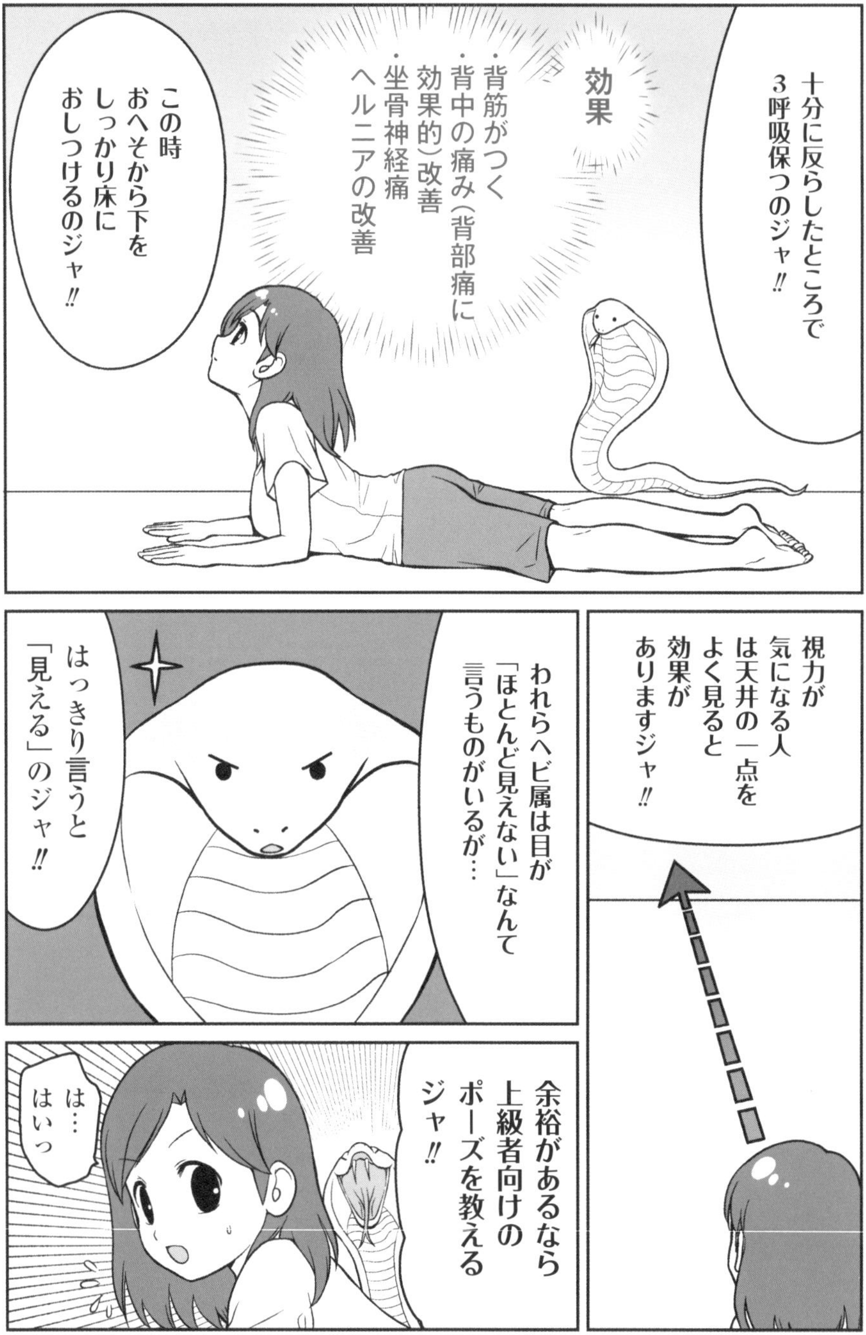
十分に反らしたところで
3呼吸保つのジャ!!
効果
・背筋がつく
・背中の痛み(背部痛に効果的)改善
・坐骨神経痛ヘルニアの改善
この時おへそから下をしっかり床におしつけるのジャ!!
視力が気になる人は天井の一点をよく見ると効果がありますジャ!!
われらヘビ属は目が「ほとんど見えない」なんて言うものがいるが…
はっきり言うと「見える」のジャ!!
余裕があるなら上級者向けのポーズを教えるジャ!!
は…はいっ

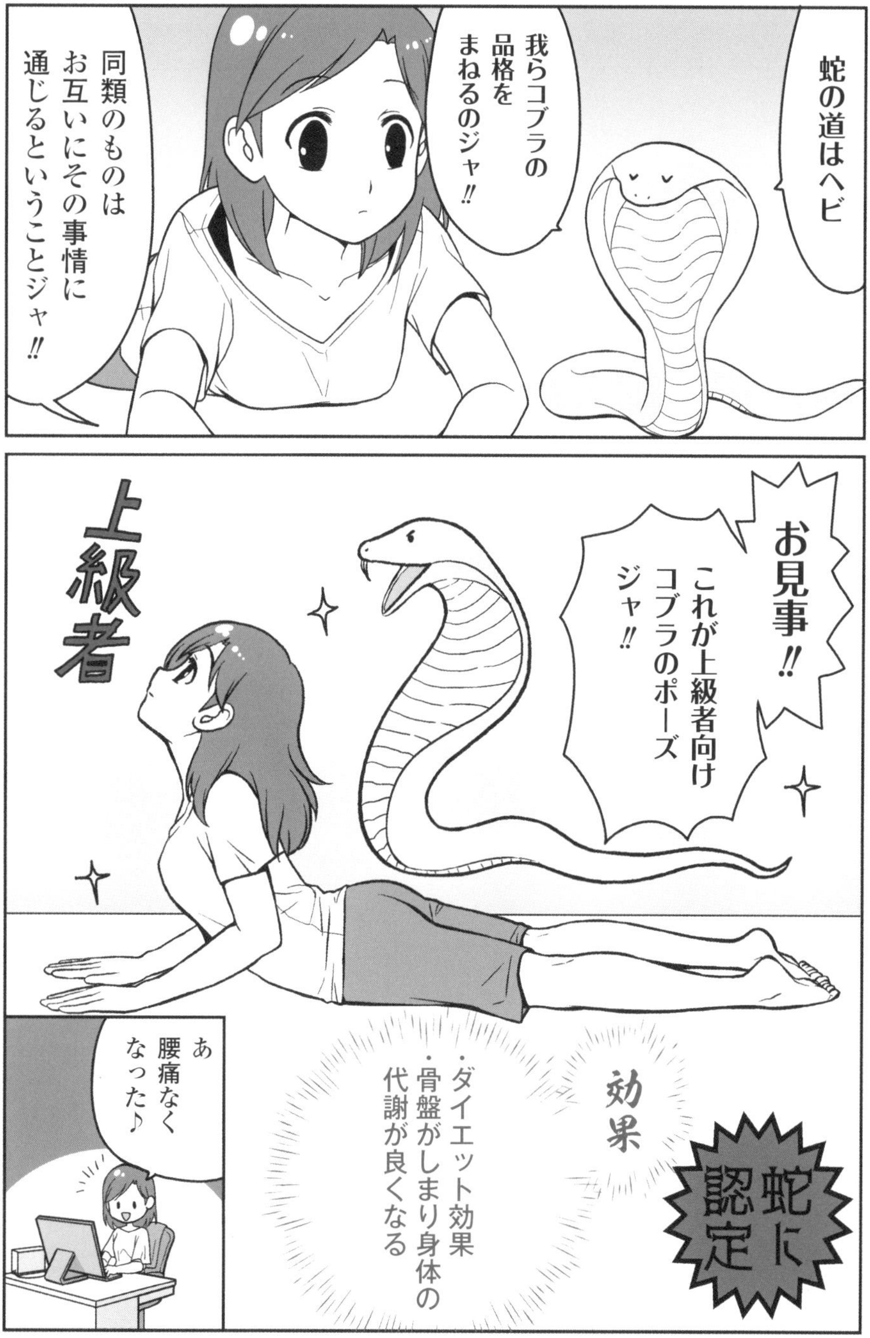
蛇の道はヘビ
我らコブラの品格をまねるのジャ!!
同類のものはお互いにその事情に通じるということジャ!!
お見事!!
これが上級者向けコブラのポーズジャ!!
上級者
蛇に認定
効果
・ダイエット効果
・骨盤がしまり身体の代謝が良くなる
あ 腰痛なくなった♪

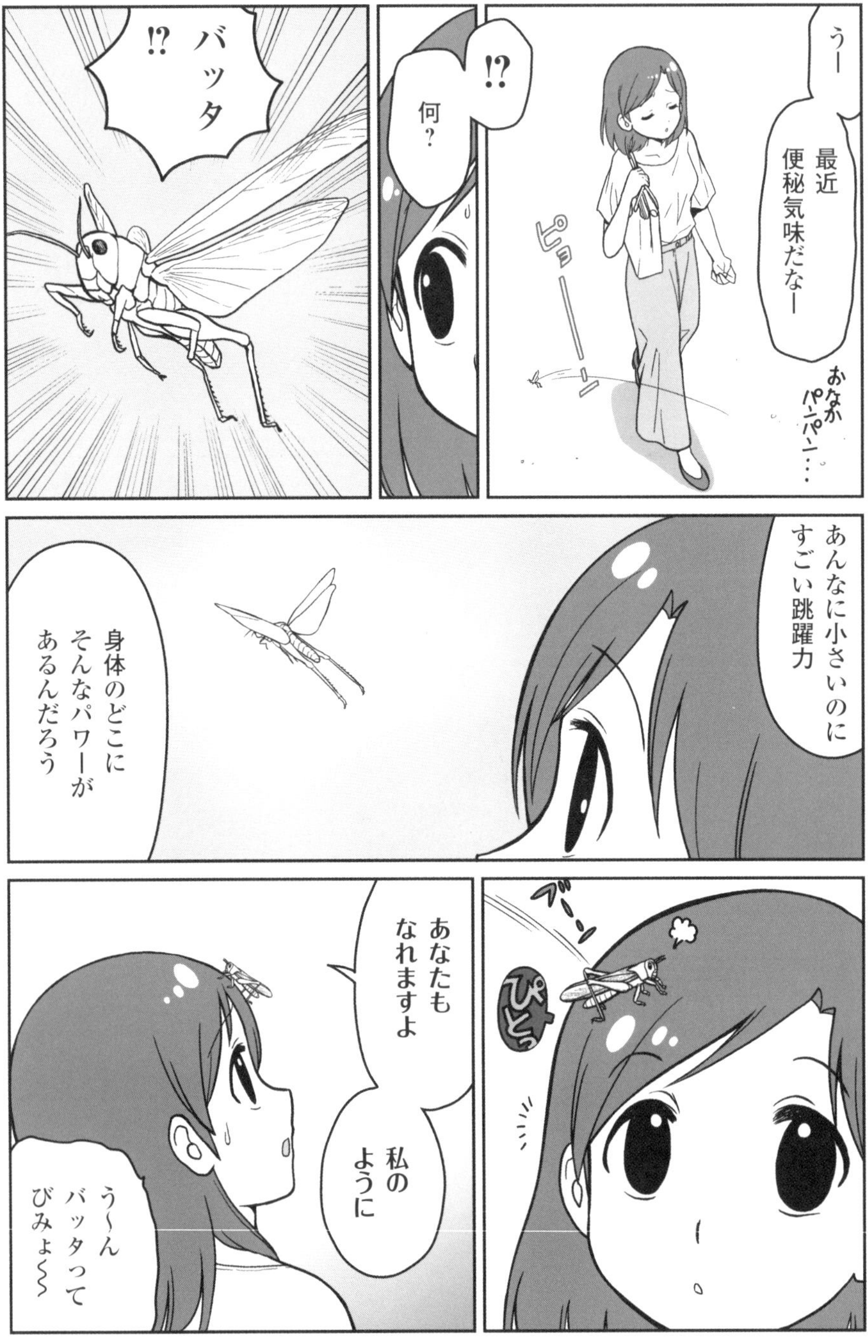
うー
最近
便秘気味だなー
ピョーーー
おなかパンパン……
!?
何？
バッタ!?
あんなに小さいのに
すごい跳躍力
身体のどこに
そんなパワーが
あるんだろう
ブーン
ぴとっ
あなたも
なれますよ
私の
ように
う〜ん
バッタって
びみょ〜〜

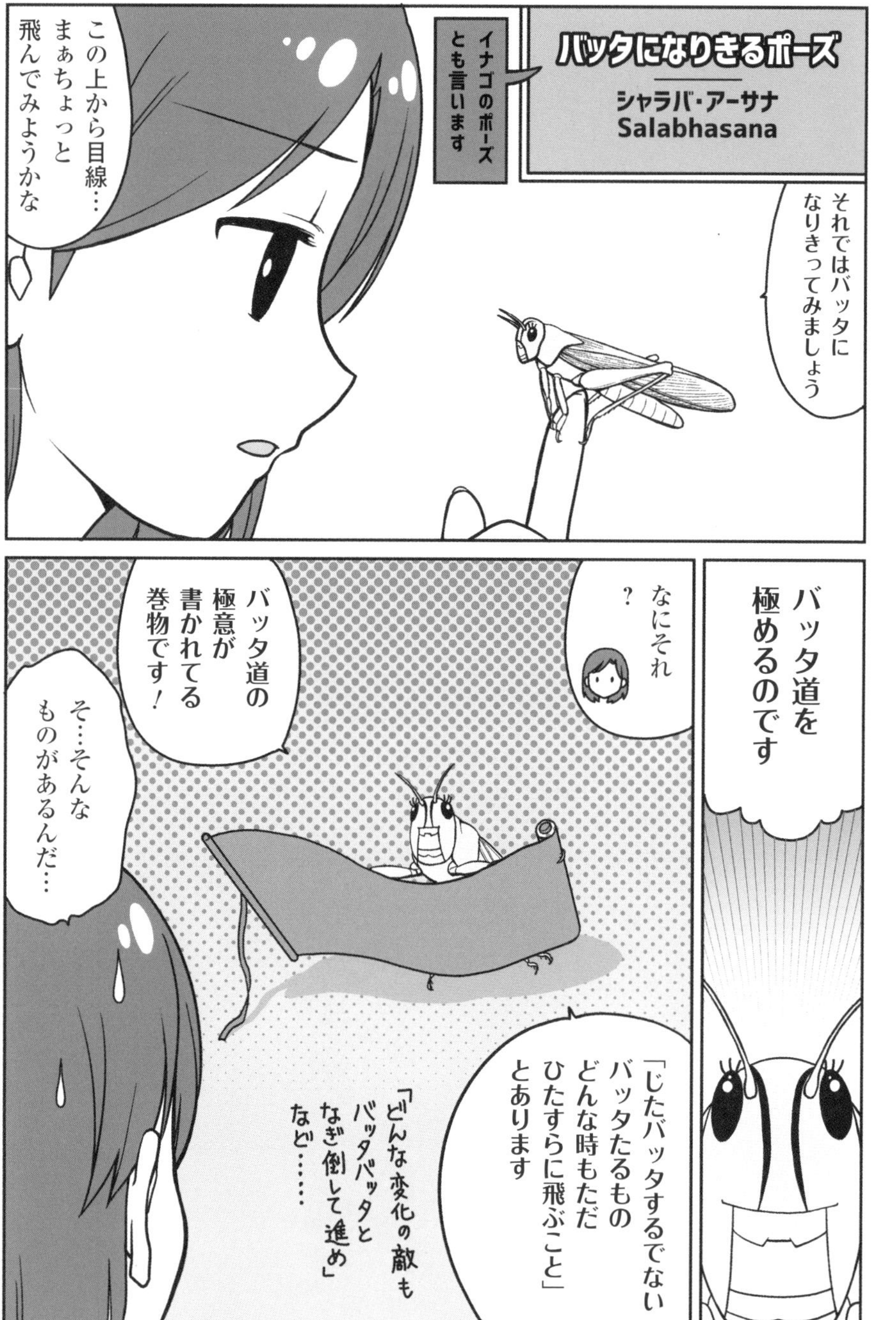
バッタになりきるポーズ
シャラバ・アーサナ
Salabhasana
イナゴのポーズとも言います
それではバッタになりきってみましょう
この上から目線…まぁちょっと飛んでみようかな
バッタ道を極めるのです
なにそれ？
バッタ道の極意が書かれてる巻物です！
そ…そんなものがあるんだ…
「じたバッタするでないバッタたるものどんな時もただひたすらに飛ぶこと」とあります
「どんな変化の敵もバッタバッタとなぎ倒して進め」など……

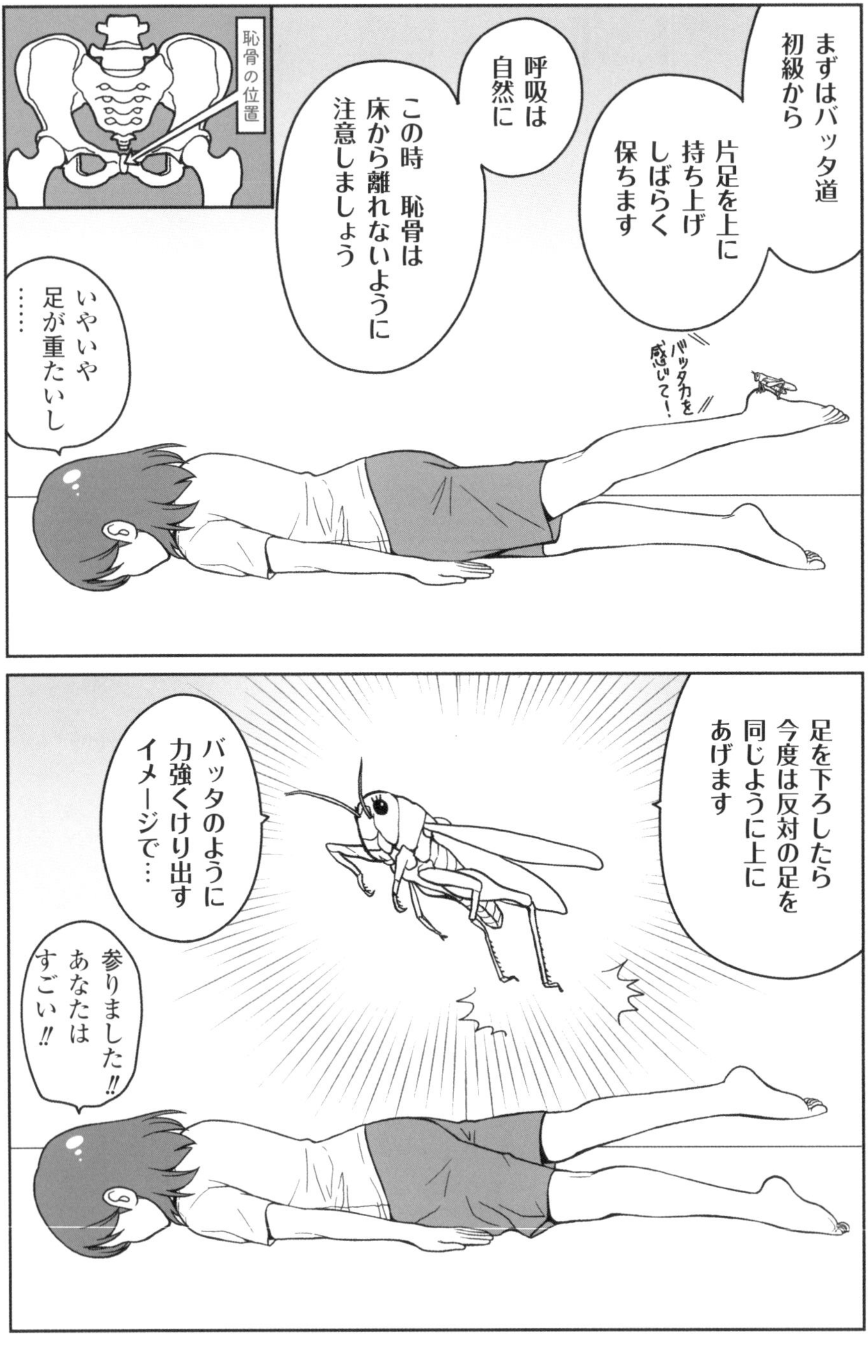
まずはバッタ道
初級から
片足を上に
持ち上げ
しばらく
保ちます
呼吸は
自然に
この時 恥骨は
床から離れないように
注意しましょう
恥骨の位置
バッタ力を
感じて!
いやいや
足が重たいし
……
足を下ろしたら
今度は反対の足を
同じように上に
あげます
バッタのように
力強くけり出す
イメージで…
参りました!!
あなたは
すごい!!

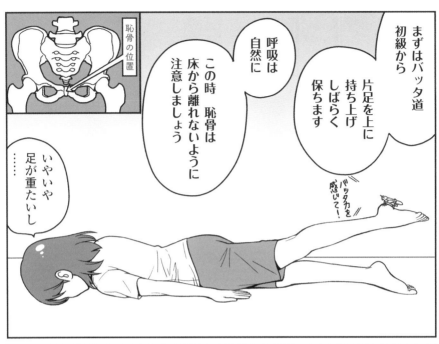

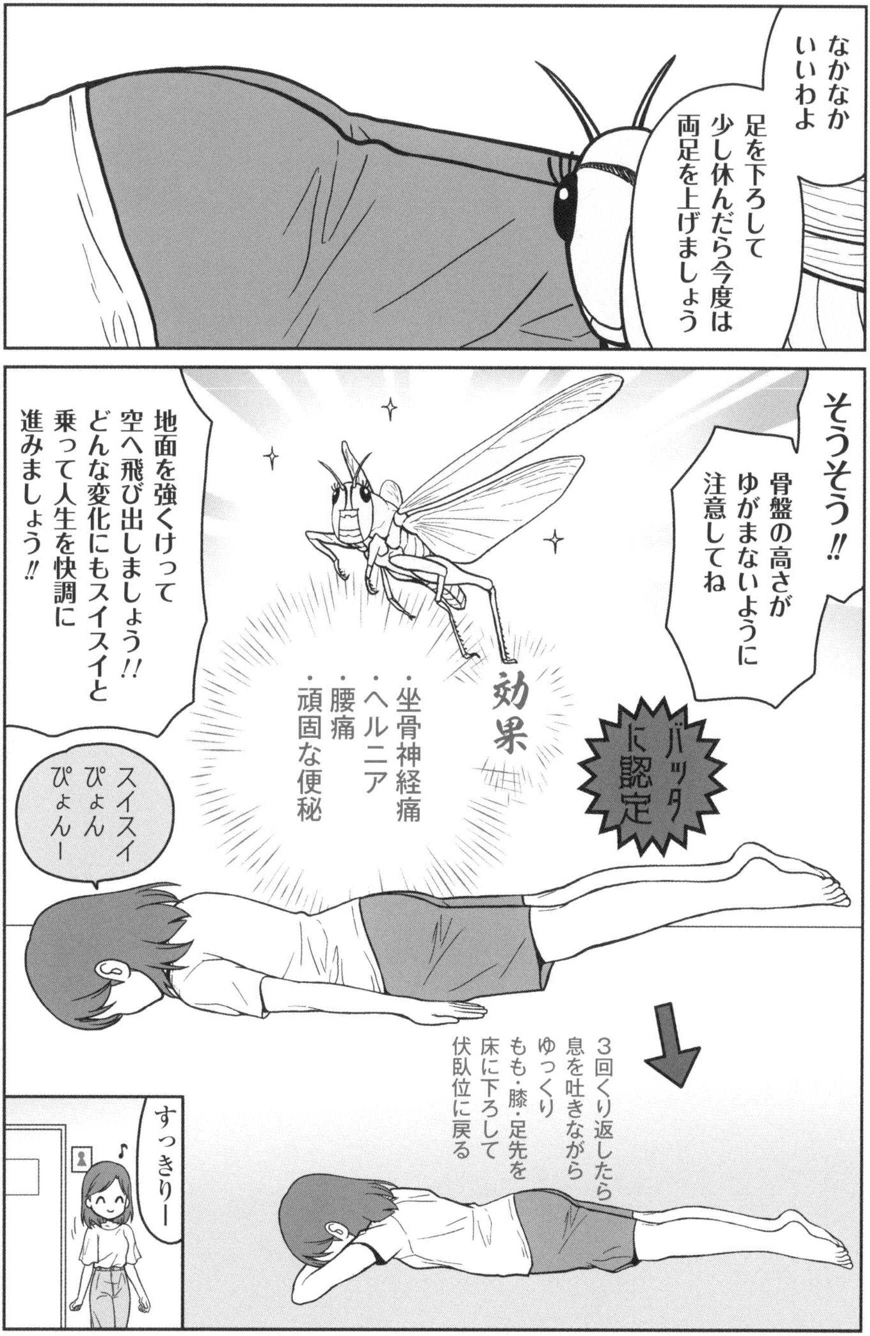
なかなか
いいわよ
足を下ろして
少し休んだら今度は
両足を上げましょう
そうそう!!
骨盤の高さが
ゆがまないように
注意してね
バッタに認定
効果
・坐骨神経痛
・ヘルニア
・腰痛
・頑固な便秘
地面を強くけって
空へ飛び出しましょう!!
どんな変化にもスイスイと
乗って人生を快調に
進みましょう!!
スイスイ
ぴょん
ぴょんー
3回くり返したら
息を吐きながら
ゆっくり
もも・膝・足先を
床に下ろして
伏臥位に戻る
すっきりー

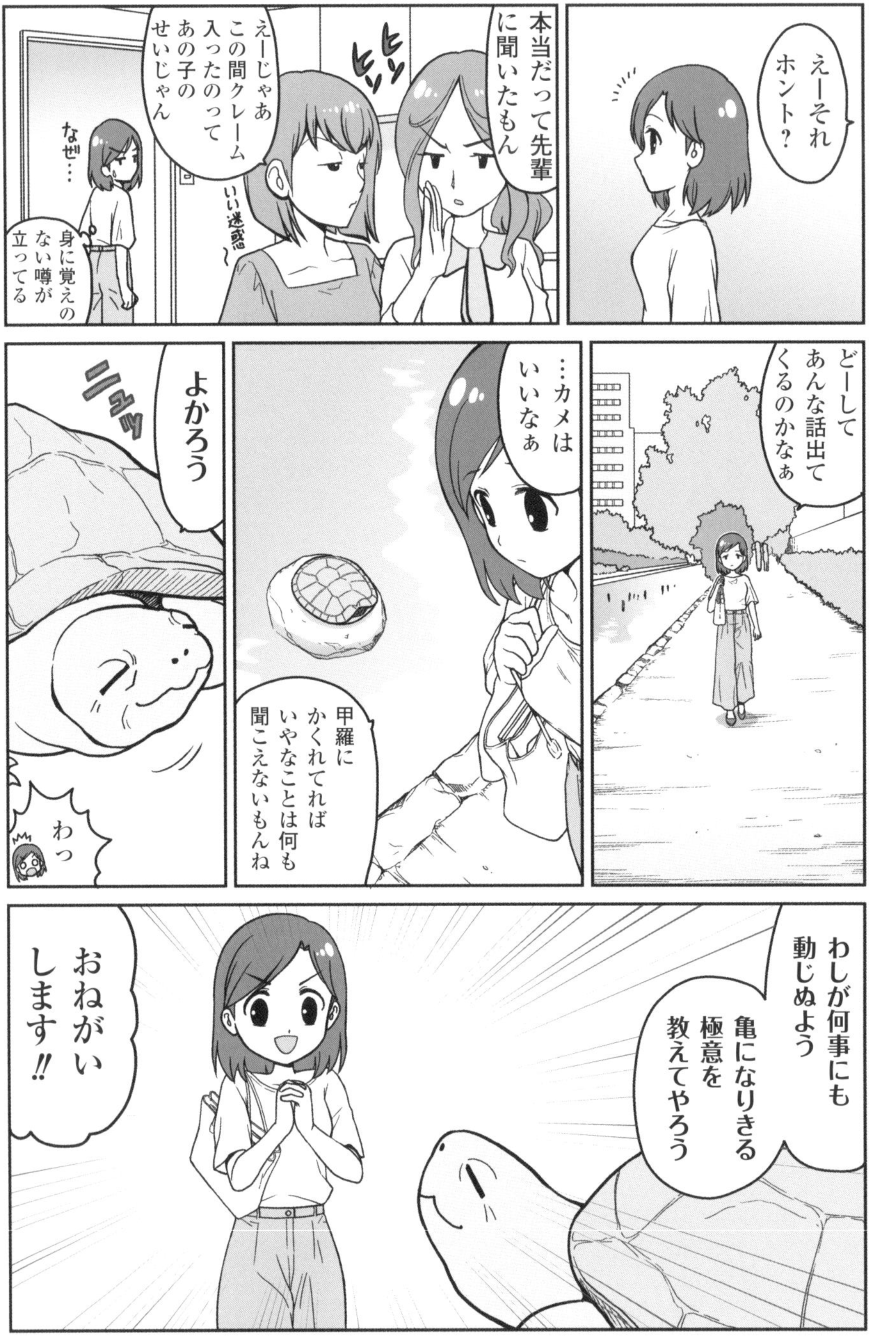
えーそれ
ホント？
本当だって先輩に聞いたもん
ヒソ ヒソ
えーじゃあ この間クレーム入ったのって あの子のせいじゃん
いい迷惑～
なぜ…
身に覚えのない噂が立ってる
どーして あんな話出てくるのかなぁ
…カメは いいなぁ
甲羅に かくれてれば いやなことは何も 聞こえないもんね
ニュッ
よかろう
わっ
わしが何事にも動じぬよう
亀になりきる極意を教えてやろう
おねがいします!!

亀になりきるポーズ
クールマ・アーサナ
Kurumasana
それでは はじめよう かのう
はい師匠
両足をそろえて 床に座るのじゃ
この時　左右の 座骨に均等に 体重をのせ
腹筋と背筋を 伸ばすのじゃ
①
足の裏を あわせ 手前に引く
無理に膝を 床につけようと しなくてよいの じゃ
人間はワシらと 違ってせっかちだのう ていねいに一歩ずつ 進むのじゃぞ
②

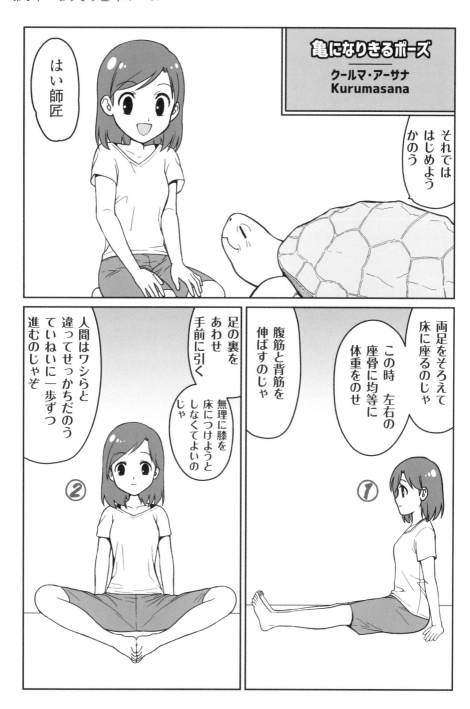

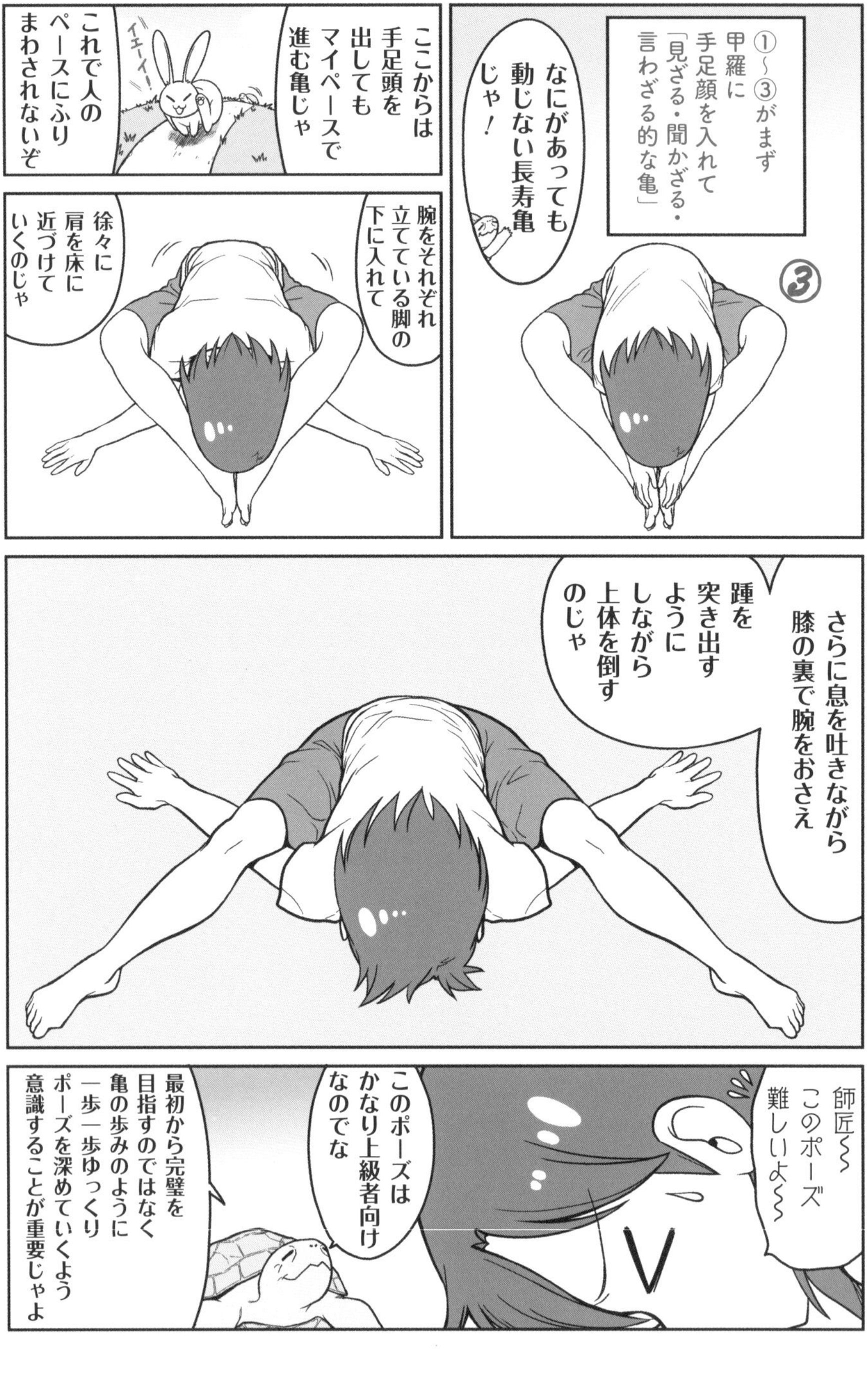
①〜③がまず甲羅に手足顔を入れて「見ざる・聞かざる・言わざる的な亀」
なにがあっても動じない長寿亀じゃ！
③
ここからは手足頭を出してもマイペースで進む亀じゃ
イエーイ！
これで人のペースにふりまわされないぞ
腕をそれぞれ立てている脚の下に入れて
徐々に肩を床に近づけていくのじゃ
さらに息を吐きながら膝の裏で腕をおさえ
踵を突き出すようにしながら上体を倒すのじゃ
師匠〜このポーズ難しいよ〜
このポーズはかなり上級者向けなのでな
最初から完璧を目指すのではなく亀の歩みのように一歩一歩ゆっくりポーズを深めていくよう意識することが重要じゃよ

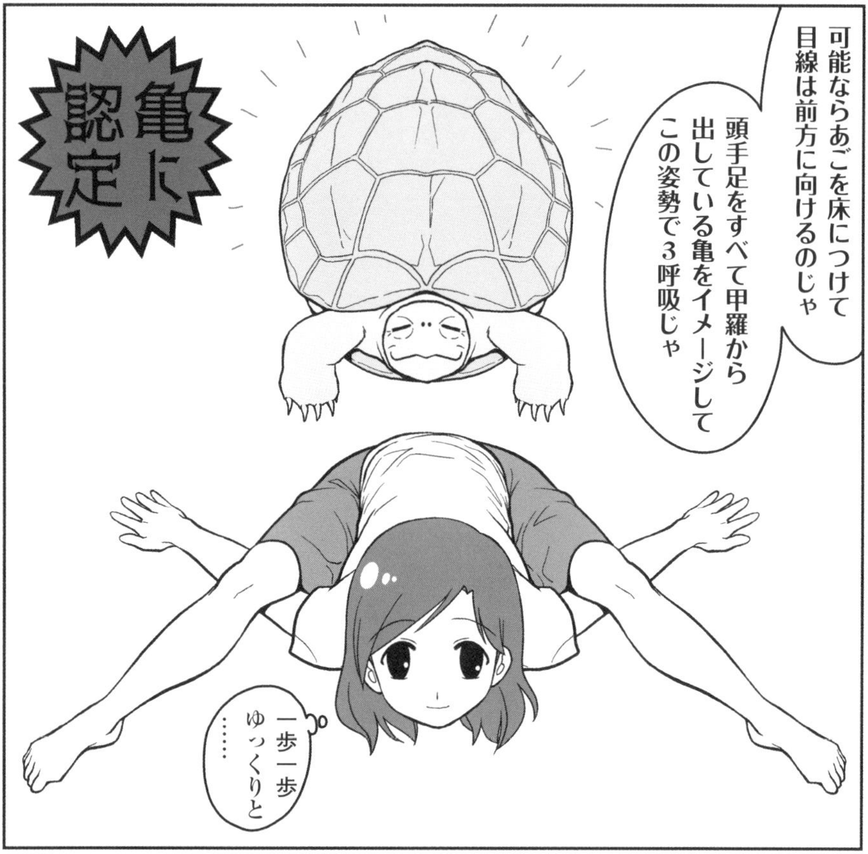
亀に認定
可能ならあごを床につけて目線は前方に向けるのじゃ
頭手足をすべて甲羅から出している亀をイメージしてこの姿勢で3呼吸じゃ
一歩一歩ゆっくりと……

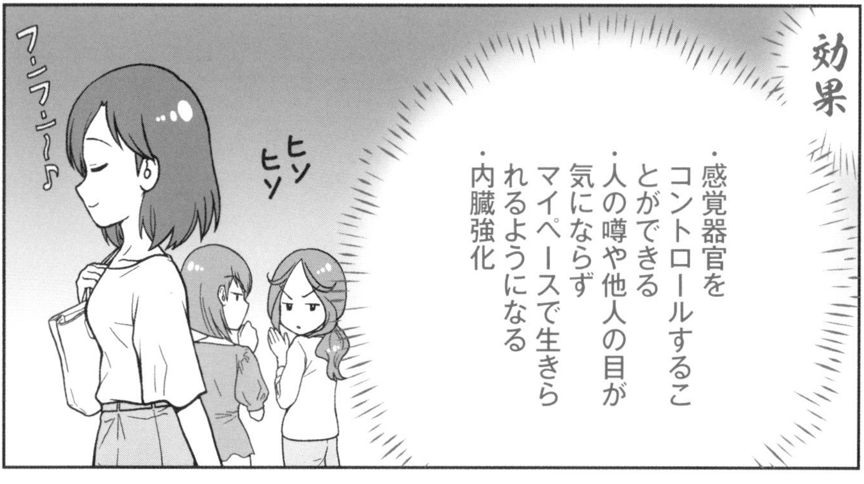
効果
・感覚器官をコントロールすることができる
・人の噂や他人の目が気にならずマイペースで生きられるようになる
・内臓強化
フーフーン～♪
ヒソヒソ

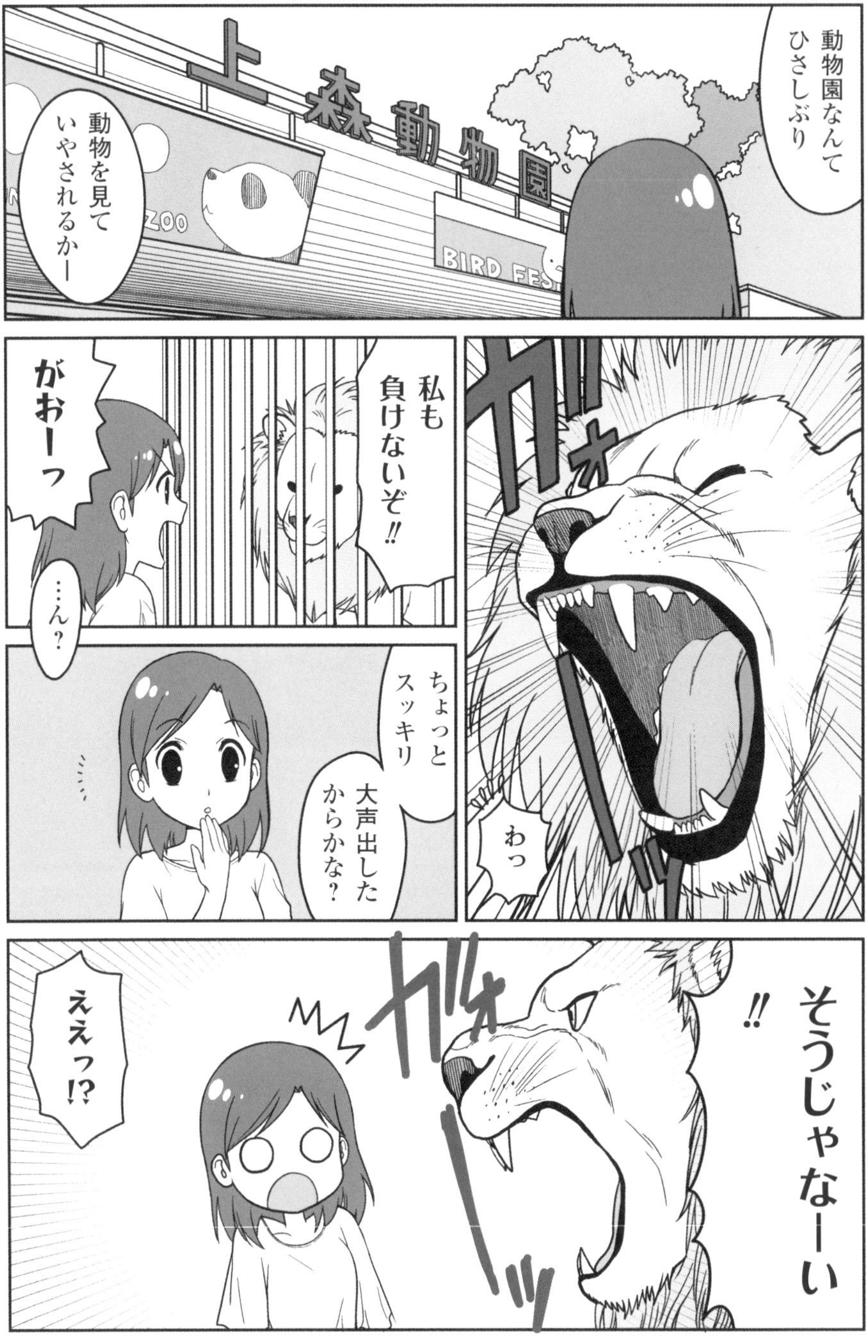
上森動物園
動物園なんてひさしぶり
ZOO
BIRD FES
動物を見ていやされるかー
ガオ
私も負けないぞ!!
がおーっ
わっ
…ん?
ちょっとスッキリ
大声出したからかな?
そうじゃなーい!!
ガオ
ええっ!?

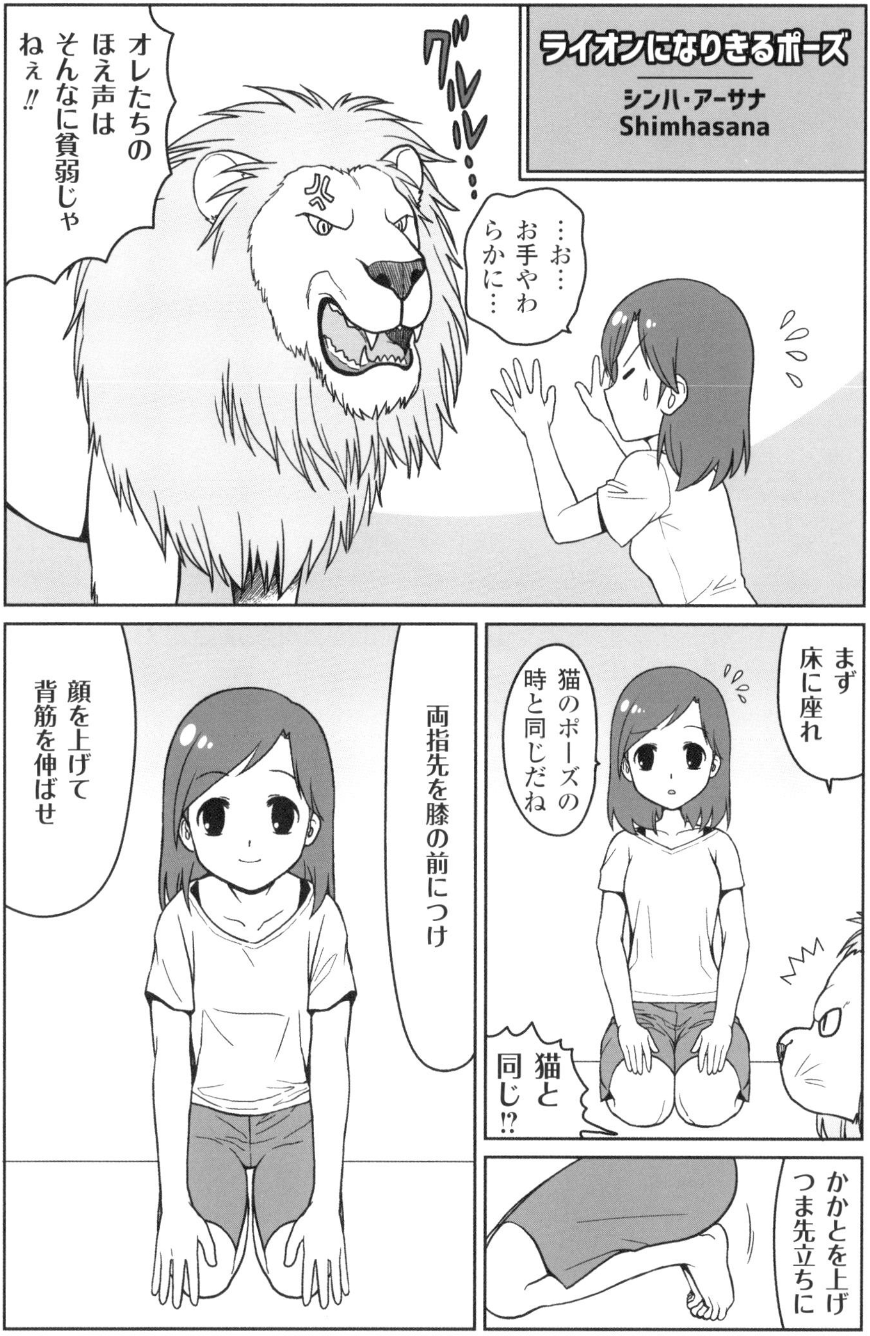
ライオンになりきるポーズ
シンハ・アーサナ
Shimhasana
グルル…
…お…お手やわらかに…
オレたちのほえ声はそんなに貧弱じゃねぇ!!
まず床に座れ
猫のポーズの時と同じだね
猫と同じ!?
両指先を膝の前につけ
顔を上げて背筋を伸ばせ
かかとを上げつま先立ちに

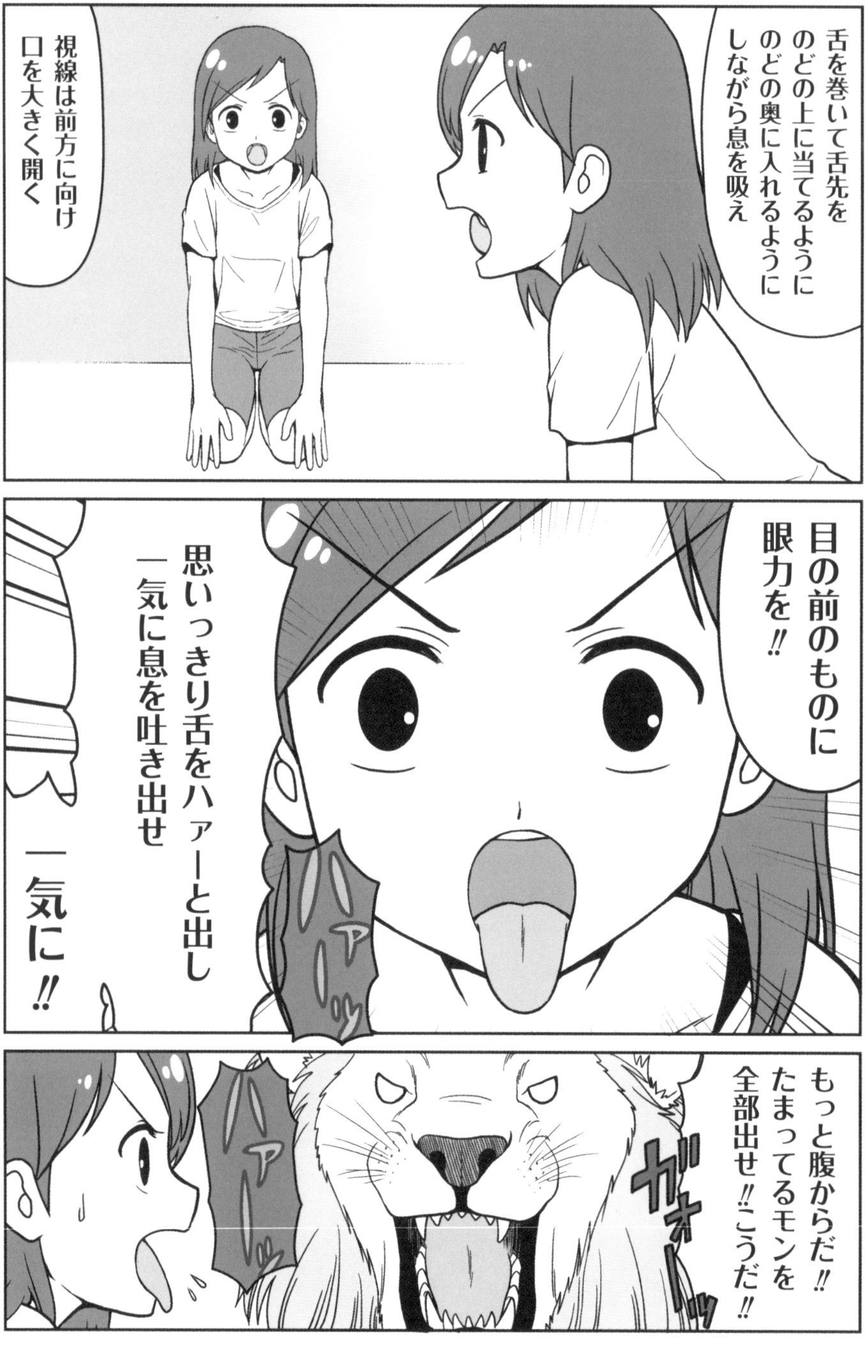
舌を巻いて舌先を
のどの上に当てるように
のどの奥に入れるように
しながら息を吸え
視線は前方に向け
口を大きく開く
目の前のものに
眼力を!!
思いっきり舌をハァーと出し
一気に息を吐き出せ
一気に!!
もっと腹からだ!!
たまってるモンを
全部出せ!! こうだ!!
ガオーッ

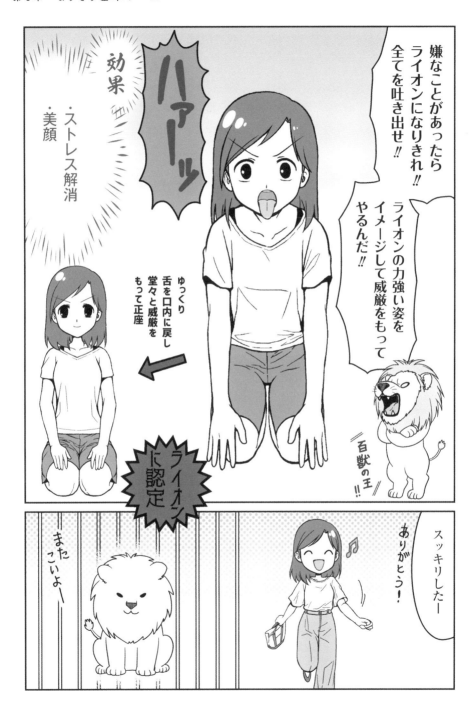

嫌なことがあったら
ライオンになりきれ!!
全てを吐き出せ!!
ライオンの力強い姿を
イメージして威厳をもって
やるんだ!!
百獣の王!!
ハアーーッ
効果
・ストレス解消
・美顔
ゆっくり
舌を口内に戻し
堂々と威厳を
もって正座
ライオンに認定
スッキリしたー
ありがとう!
また
こいよー

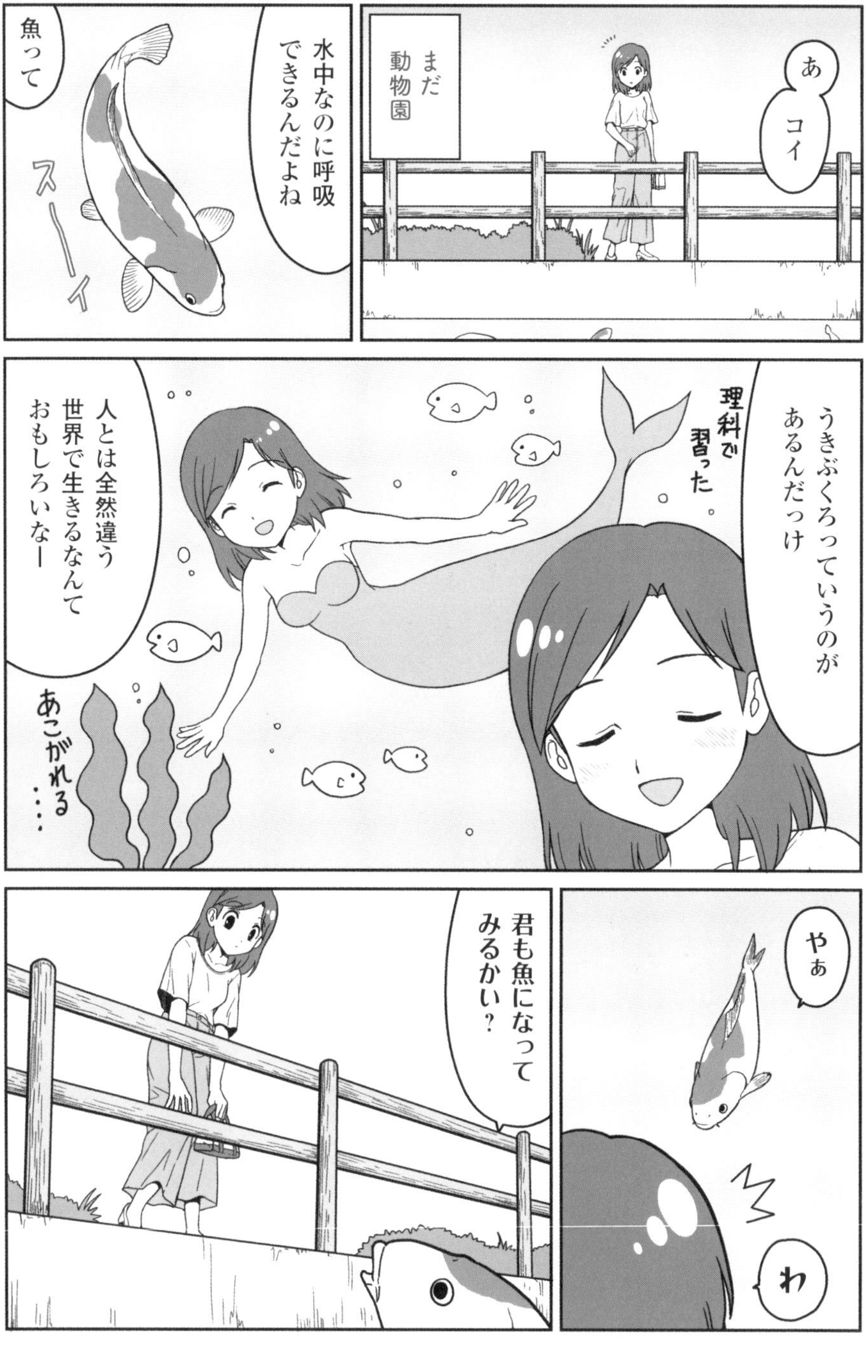
あ
コイ
まだ動物園
魚って
水中なのに呼吸できるんだよね
スーーイ
うきぶくろっていうのがあるんだっけ
理科で習った
人とは全然違う世界で生きるなんておもしろいなー
あこがれる・・・
やぁ
わ
君も魚になってみるかい？

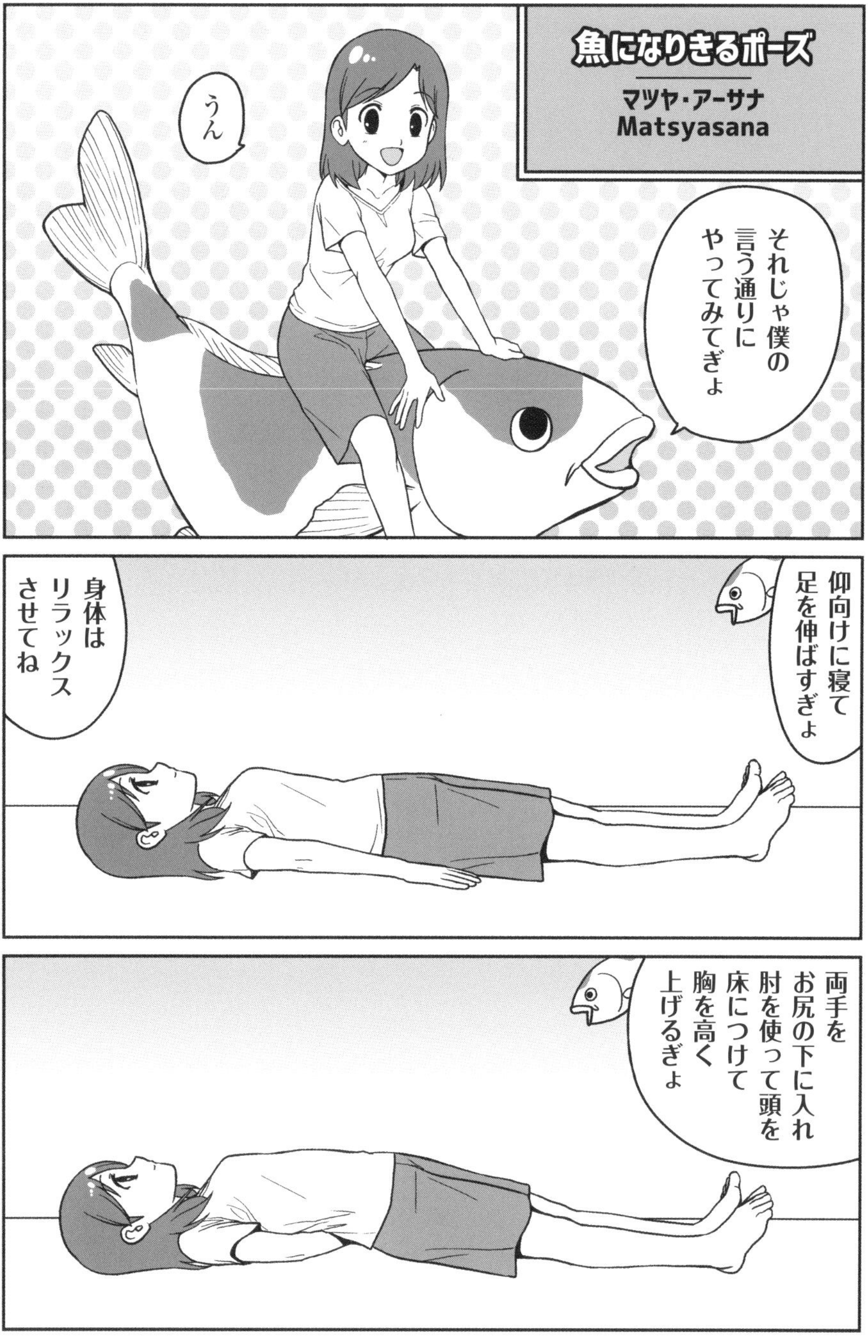
魚になりきるポーズ
マツヤ・アーサナ
Matsyasana
それじゃ僕の言う通りにやってみてぎょ
うん
仰向けに寝て足を伸ばすぎょ
身体はリラックスさせてね
両手をお尻の下に入れ肘を使って頭を床につけて胸を高く上げるぎょ

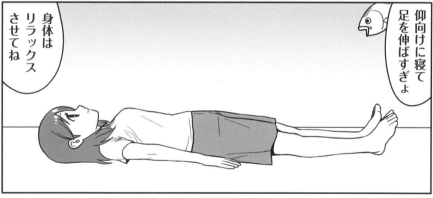

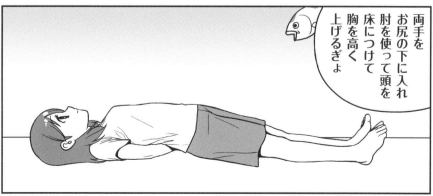

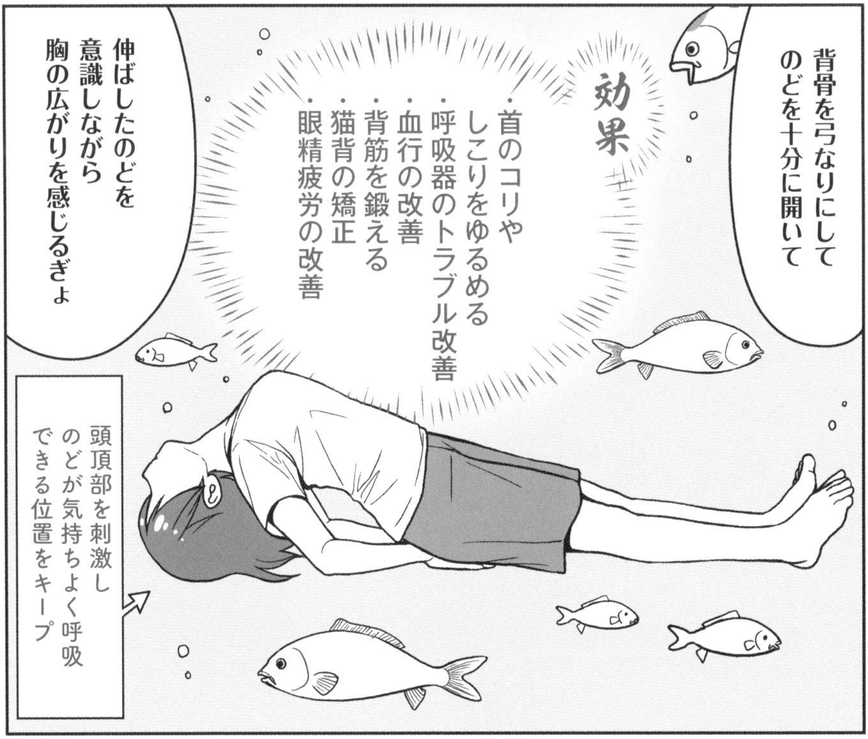
背骨を弓なりにして
のどを十分に開いて
効果
・首のコリや
しこりをゆるめる
・呼吸器のトラブル改善
・血行の改善
・背筋を鍛える
・猫背の矯正
・眼精疲労の改善
伸ばしたのどを
意識しながら
胸の広がりを感じるぎょ
頭頂部を刺激し
のどが気持ちよく呼吸
できる位置をキープ

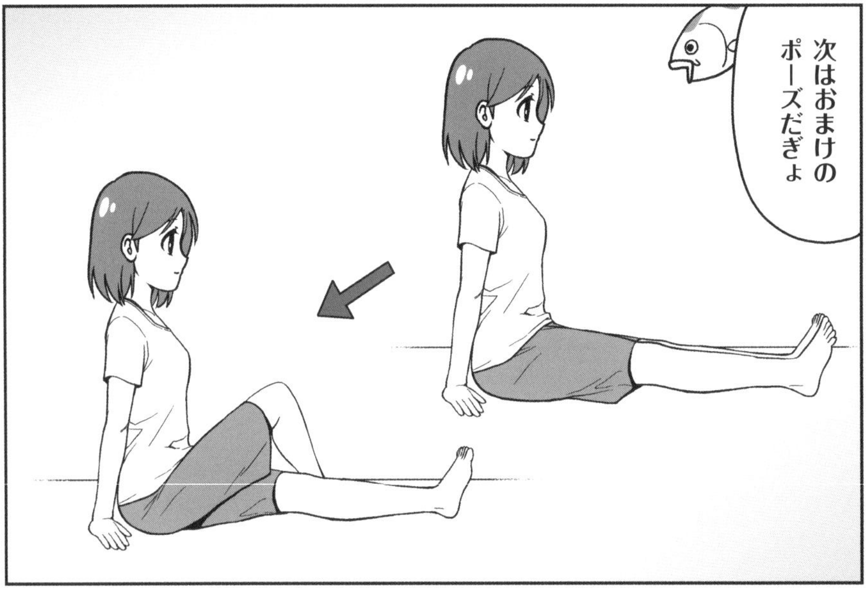
次はおまけの
ポーズだぎょ

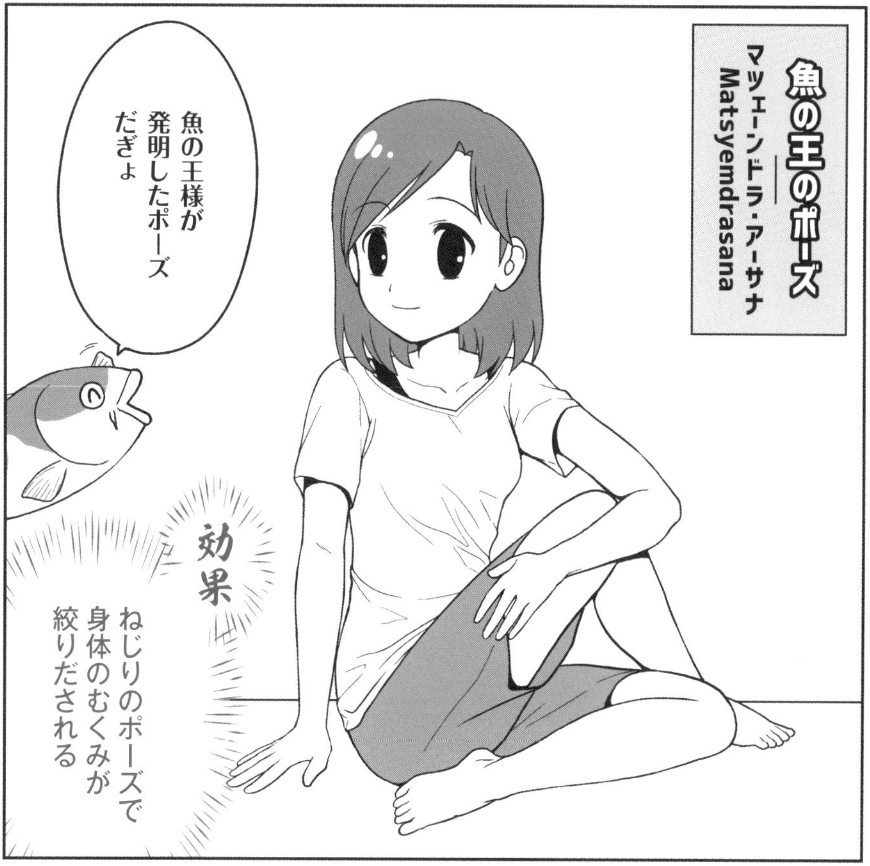
魚の王のポーズ
マツェーンドラ・アーサナ
Matsyemdrasana
魚の王様が発明したポーズだぎょ
効果
ねじりのポーズで身体のむくみが絞りだされる

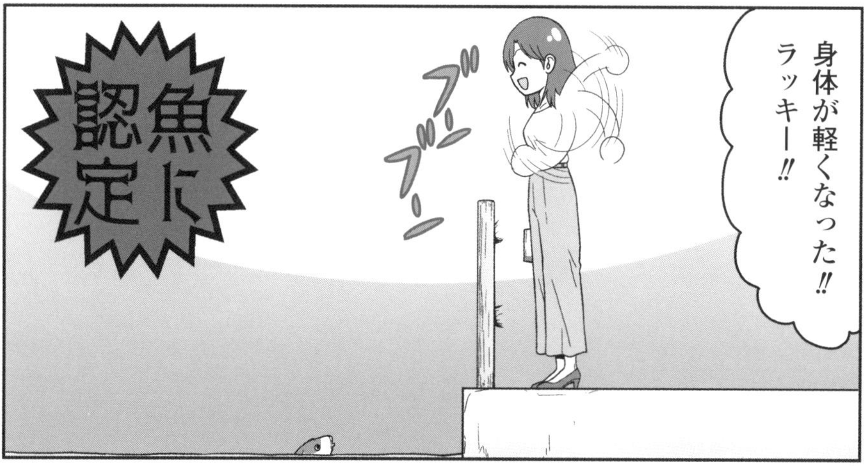
身体が軽くなった!! ラッキー!!
魚に認定

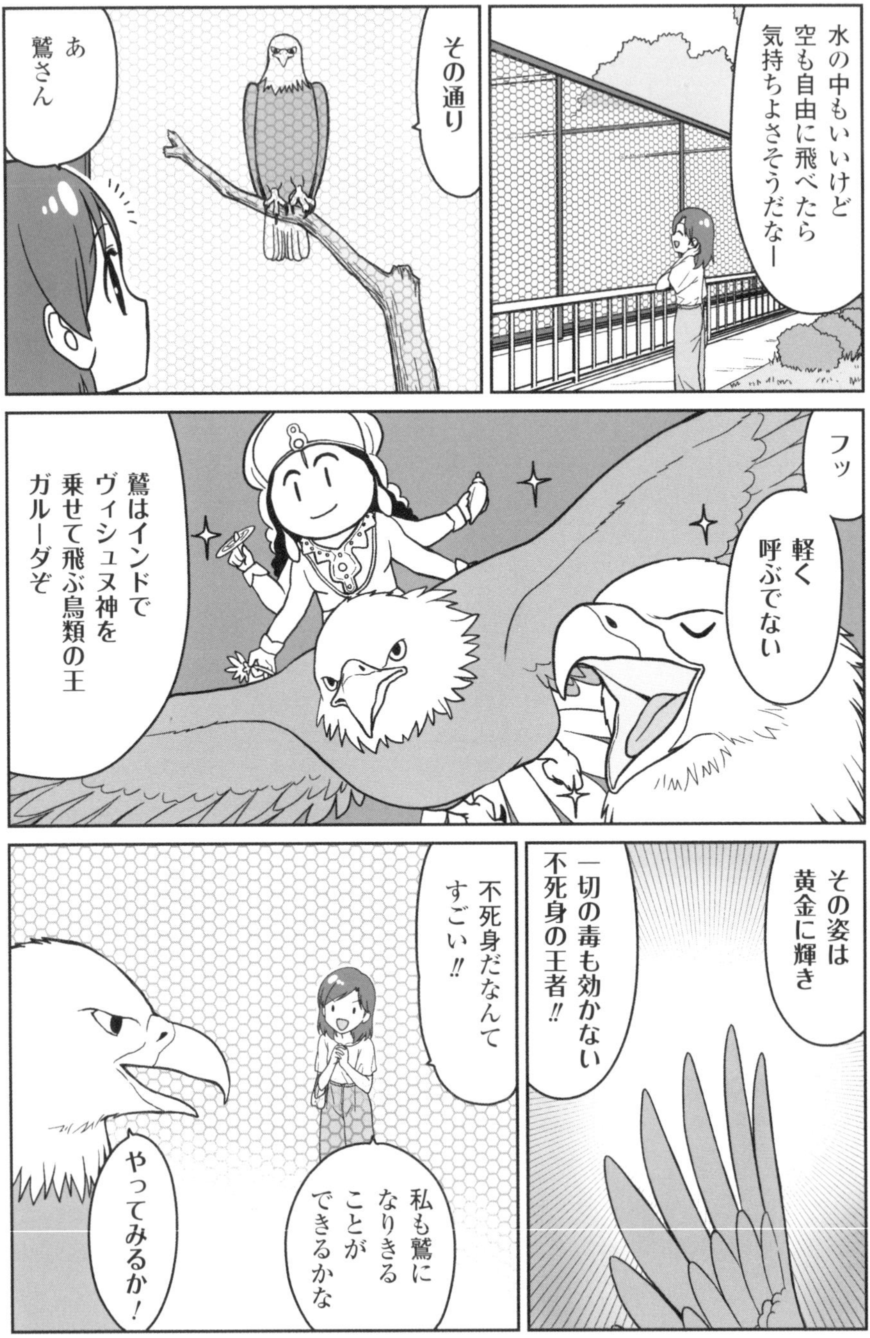
水の中もいいけど
空も自由に飛べたら
気持ちよさそうだなー
その通り
あ
鷲さん
フッ
軽く
呼ぶでない
鷲はインドで
ヴィシュヌ神を
乗せて飛ぶ鳥類の王
ガルーダぞ
その姿は
黄金に輝き
一切の毒も効かない
不死身の王者!!
不死身だなんて
すごい!!
私も鷲に
なりきる
ことが
できるかな
やってみるか!

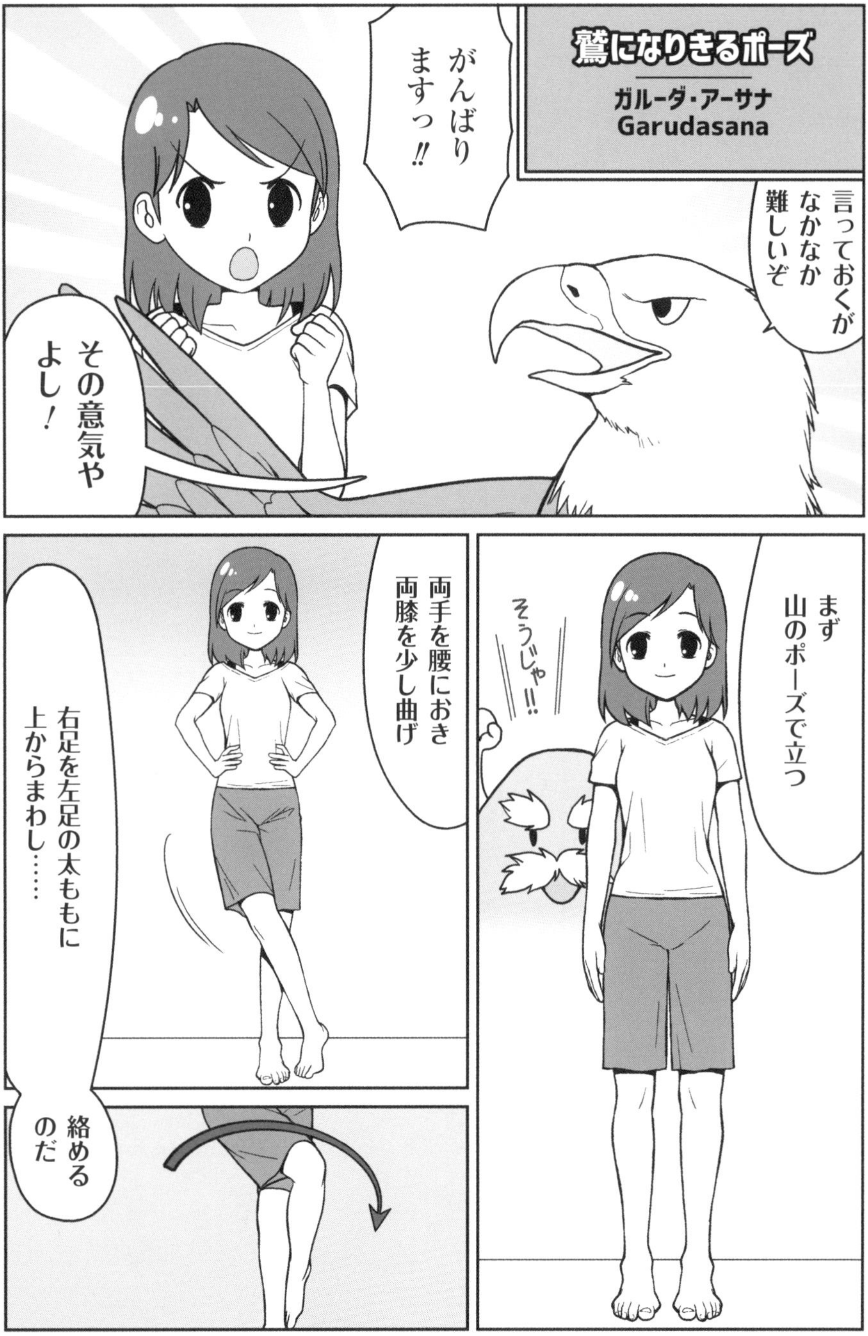
鷲になりきるポーズ
ガルーダ・アーサナ
Garudasana
言っておくがなかなか難しいぞ
がんばりますっ‼
その意気やよし！
まず山のポーズで立つ
そうじゃ‼
両手を腰におき両膝を少し曲げ
右足を左足の太ももに上からまわし……
絡めるのだ

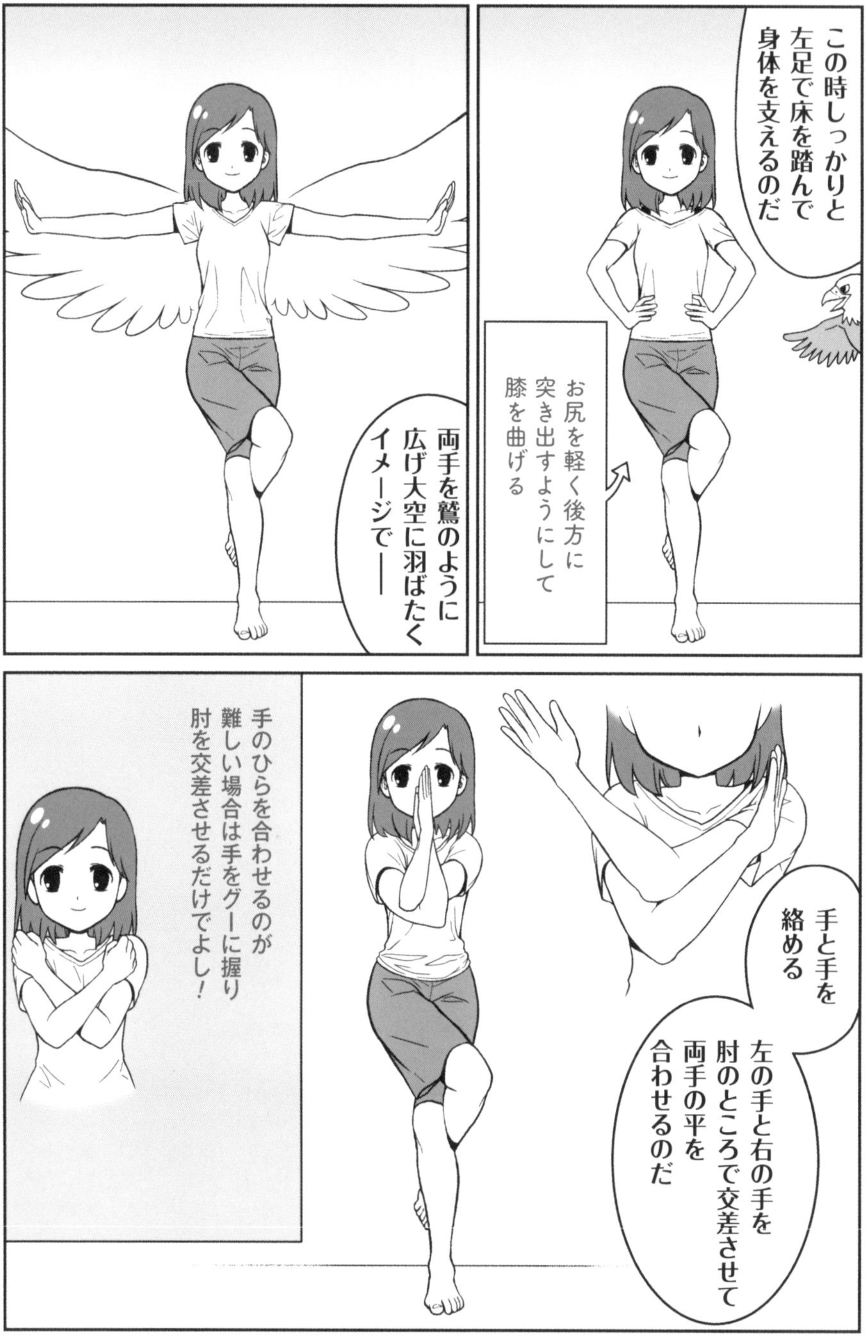
この時しっかりと
左足で床を踏んで
身体を支えるのだ
お尻を軽く後方に
突き出すようにして
膝を曲げる
両手を鷲のように
広げ大空に羽ばたく
イメージで――
手と手を
絡める
左の手と右の手を
肘のところで交差させて
両手の平を
合わせるのだ
手のひらを合わせるのが
難しい場合は手をグーに握り
肘を交差させるだけでよし！

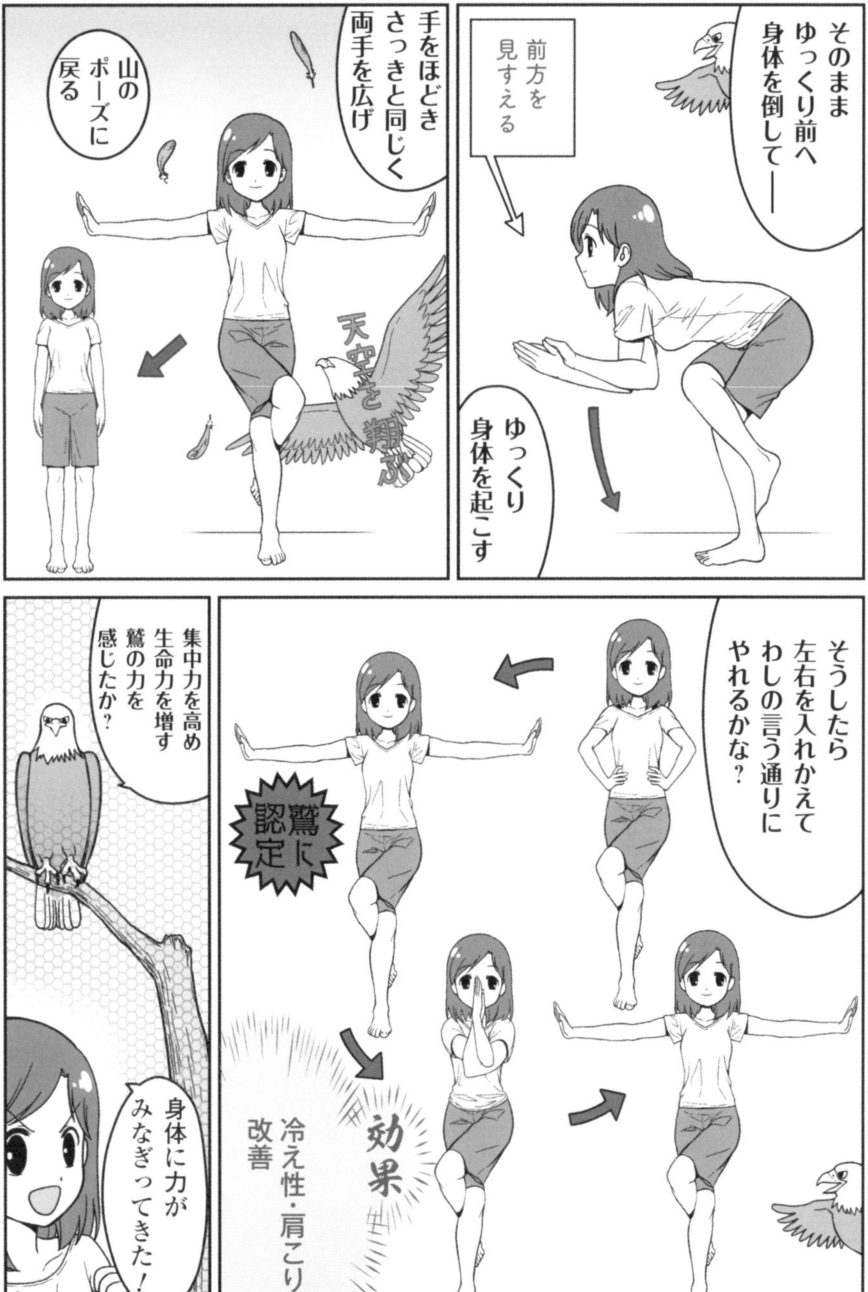
そのまま
ゆっくり前へ
身体を倒して――
前方を
見すえる
ゆっくり
身体を起こす
手をほどき
さっきと同じく
両手を広げ
山の
ポーズに
戻る
天空を翔ぶ
そうしたら
左右を入れかえて
わしの言う通りに
やれるかな？
鷲に
認定
効果
冷え性・肩こり
改善
集中力を高め
生命力を増す
鷲の力を
感じたか？
身体に力が
みなぎってきた！

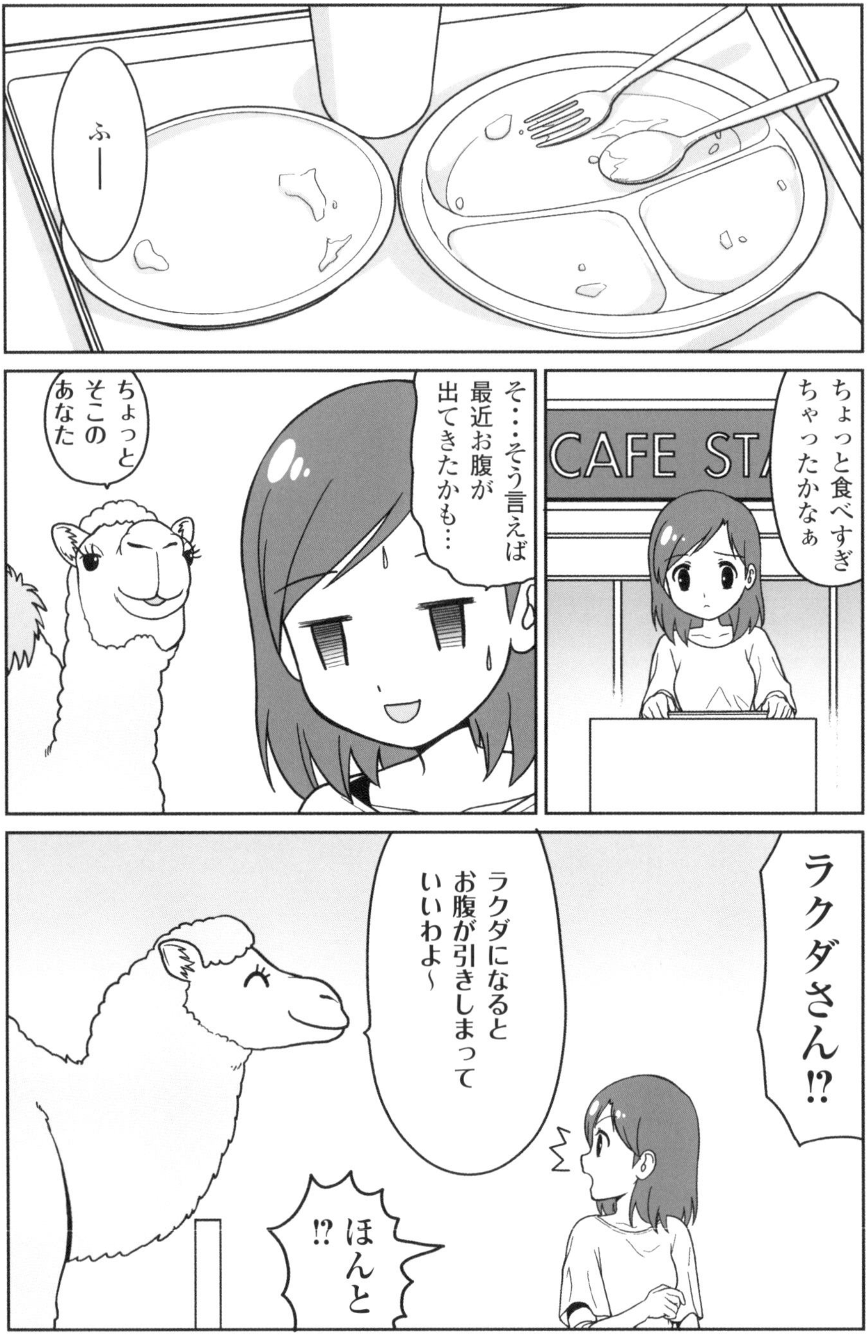
ふー
ちょっと食べすぎちゃったかなぁ
CAFE STA
そ…そう言えば最近お腹が出てきたかも…
ちょっとそこのあなた
ラクダさん⁉
ラクダになるとお腹が引きしまっていいわよ～
ほんと⁉

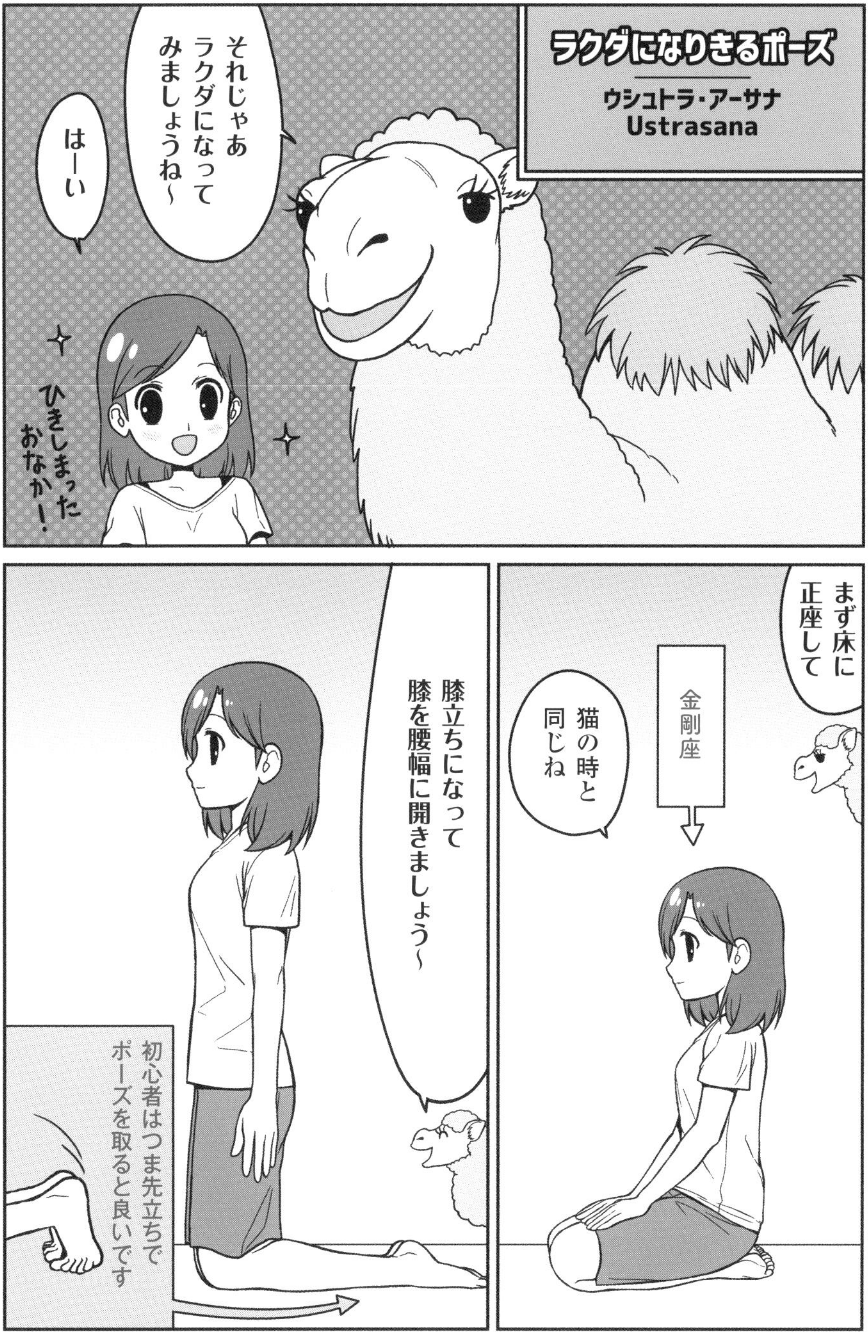
ラクダになりきるポーズ
ウシュトラ・アーサナ
Ustrasana
それじゃあ ラクダになって みましょうね～
はーい
ひきしまった おなか！
まず床に 正座して
金剛座
猫の時と 同じね
膝立ちになって 膝を腰幅に開きましょう～
初心者はつま先立ちで ポーズを取ると良いです

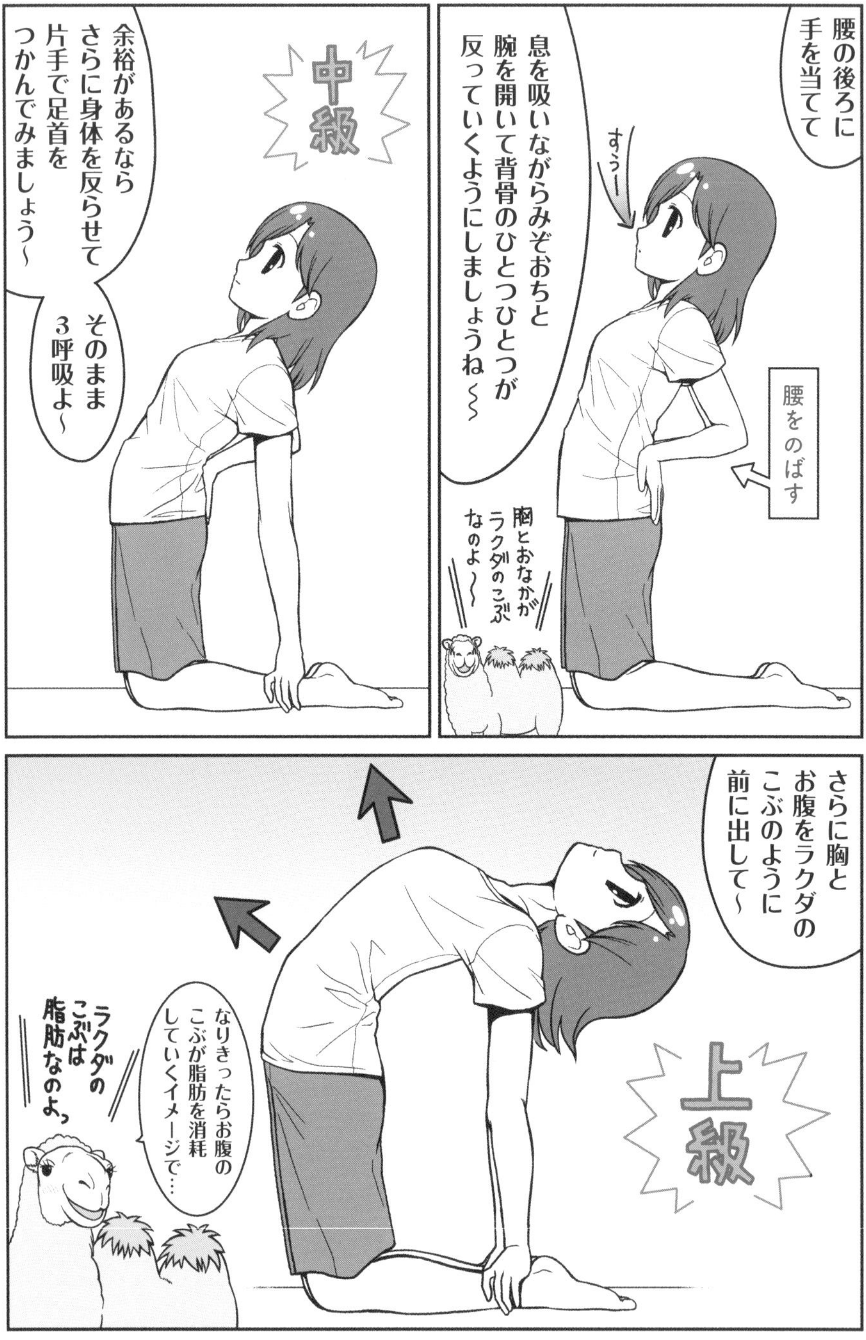

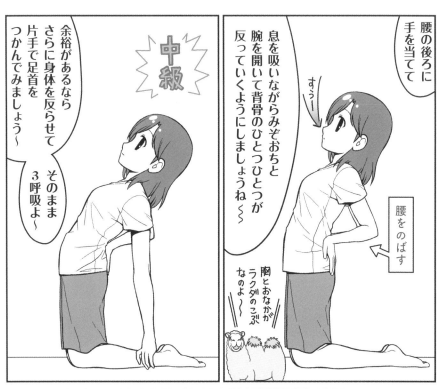

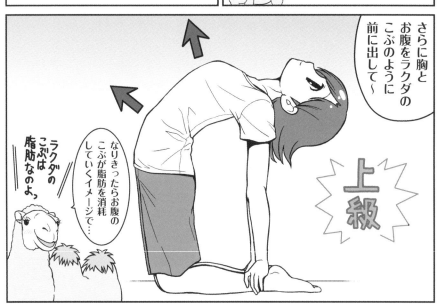

腰の後ろに手を当てて
すぅー
腰をのばす
息を吸いながらみぞおちと腕を開いて背骨のひとつひとつが反っていくようにしましょうね〜〜
胸とおなかがラクダのこぶなのよ〜
中級
余裕があるならさらに身体を反らせて片手で足首をつかんでみましょう〜
そのまま3呼吸よ〜
さらに胸とお腹をラクダのこぶのように前に出して〜
上級
なりきったらお腹のこぶが脂肪を消耗していくイメージで…
ラクダのこぶは脂肪なのよっ

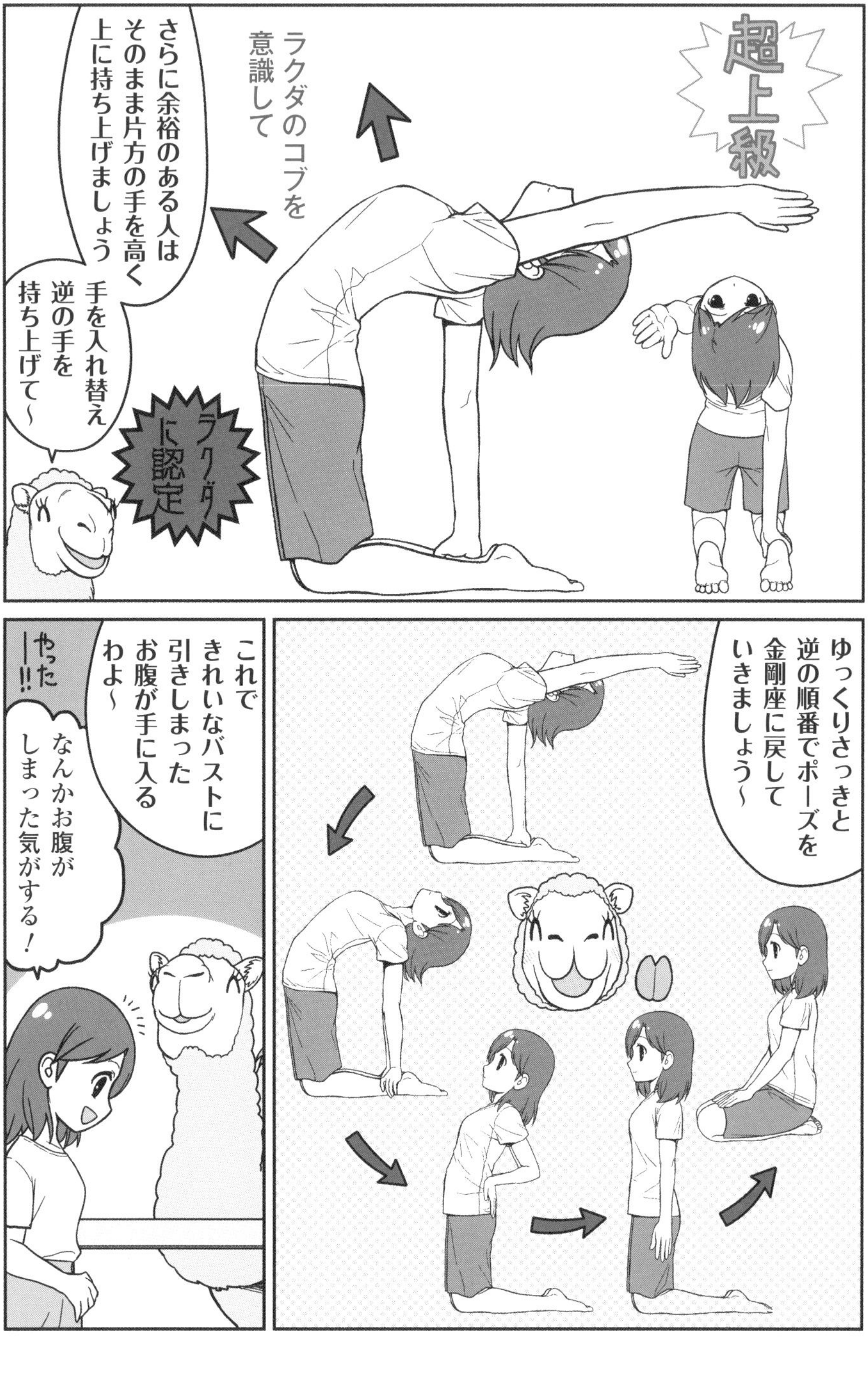
超上級
ラクダのコブを意識して
さらに余裕のある人はそのまま片方の手を高く上に持ち上げましょう
手を入れ替え逆の手を持ち上げて～
ラクダに認定
ゆっくりさっきと逆の順番でポーズを金剛座に戻していきましょう～
これできれいなバストに引きしまったお腹が手に入るわよ～
やった――!!
なんかお腹がしまった気がする！

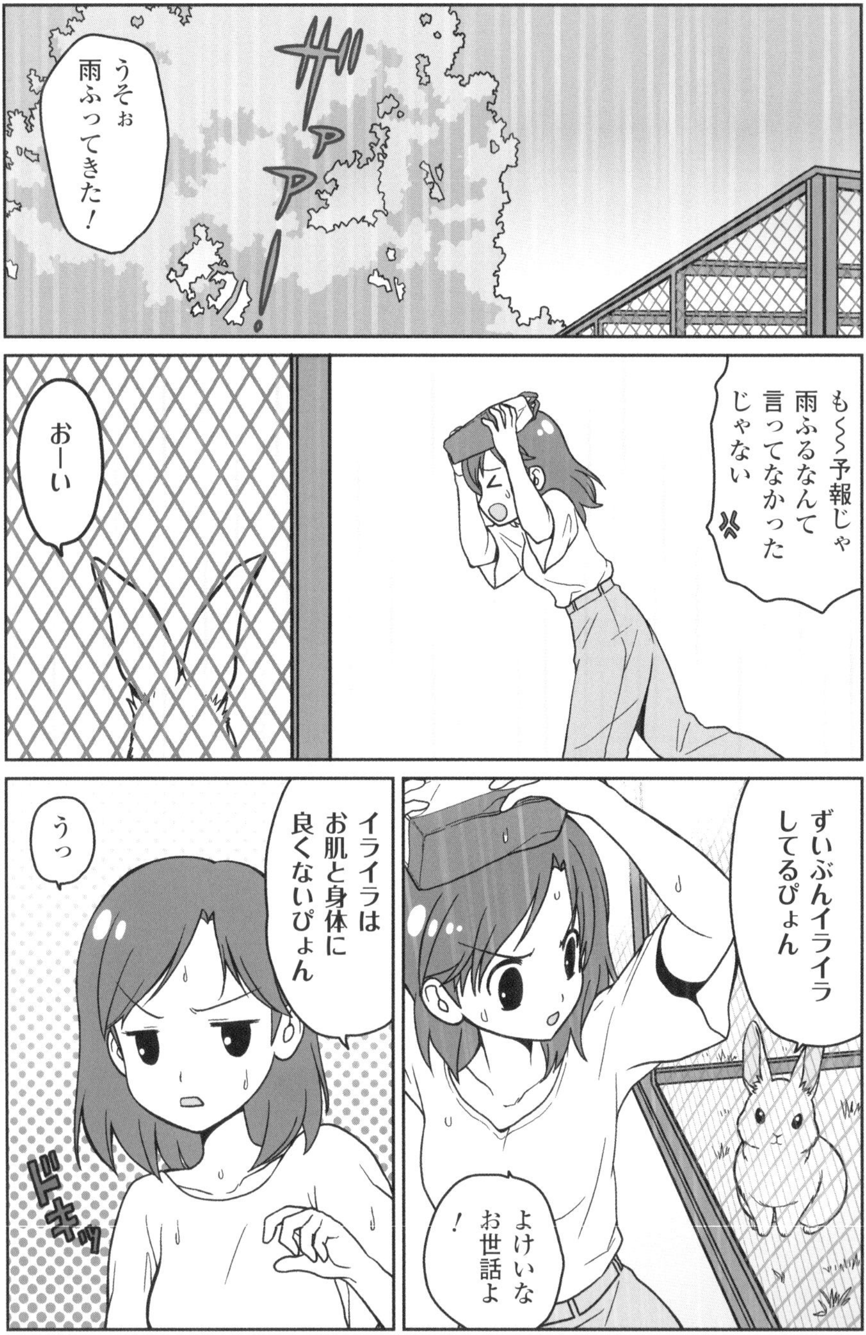
うそぉ 雨ふってきた！
も〜〜予報じゃ雨ふるなんて言ってなかったじゃない
おーい
ずいぶんイライラしてるぴょん
よけいなお世話よ！
イライラはお肌と身体に良くないぴょん
うっ
ドキッ

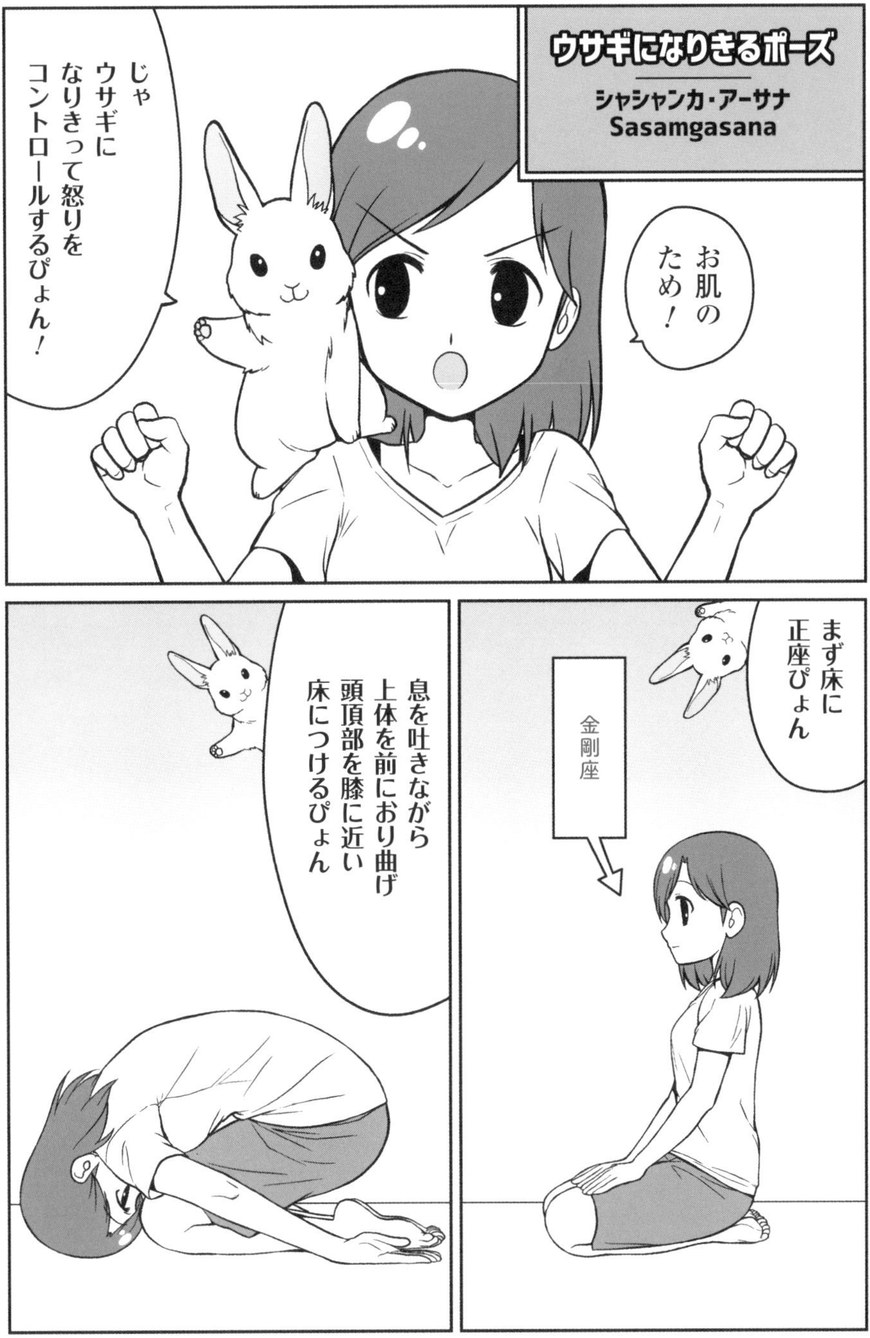
ウサギになりきるポーズ
シャシャンカ・アーサナ
Sasamgasana
お肌のため!
じゃ ウサギになりきって怒りをコントロールするぴょん!
まず床に正座ぴょん
金剛座
息を吐きながら上体を前におり曲げ頭頂部を膝に近い床につけるぴょん

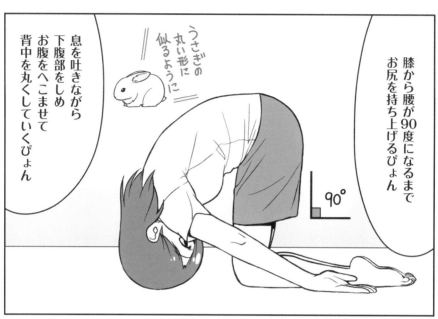

膝から腰が90度になるまで
お尻を持ち上げるぴょん
90°
うさぎの丸い形に似るように
息を吐きながら
下腹部をしめ
お腹をへこませて
背中を丸くしていくぴょん

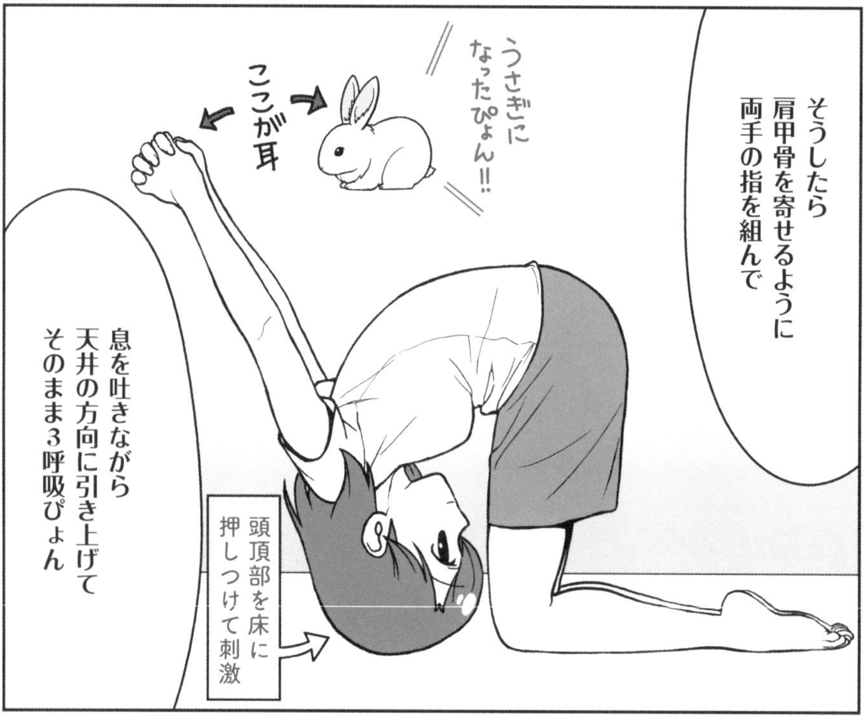
そうしたら
肩甲骨を寄せるように
両手の指を組んで
うさぎになったぴょん!!
ここが耳
息を吐きながら
天井の方向に引き上げて
そのまま3呼吸ぴょん
頭頂部を床に押しつけて刺激

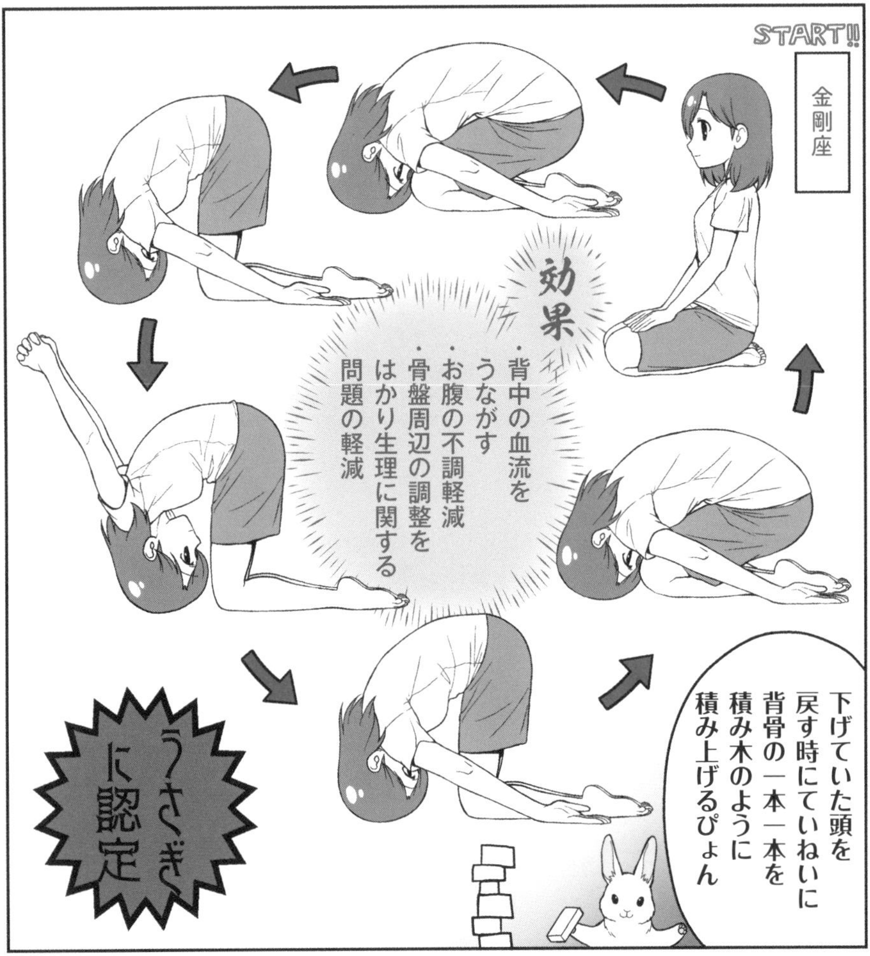
START!!
金剛座
効果
・背中の血流をうながす
・お腹の不調軽減
・骨盤周辺の調整をはかり生理に関する問題の軽減
下げていた頭を戻す時にていねいに背骨の一本一本を積み木のように積み上げるぴょん
うさぎに認定

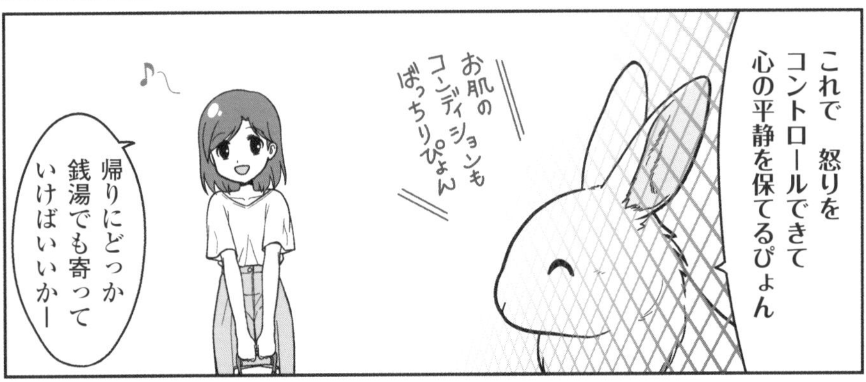
これで　怒りをコントロールできて心の平静を保てるぴょん
お肌のコンディションもばっちりぴょん
帰りにどっか銭湯でも寄っていけばいいかー

無空のポーズ（骸のポーズ）

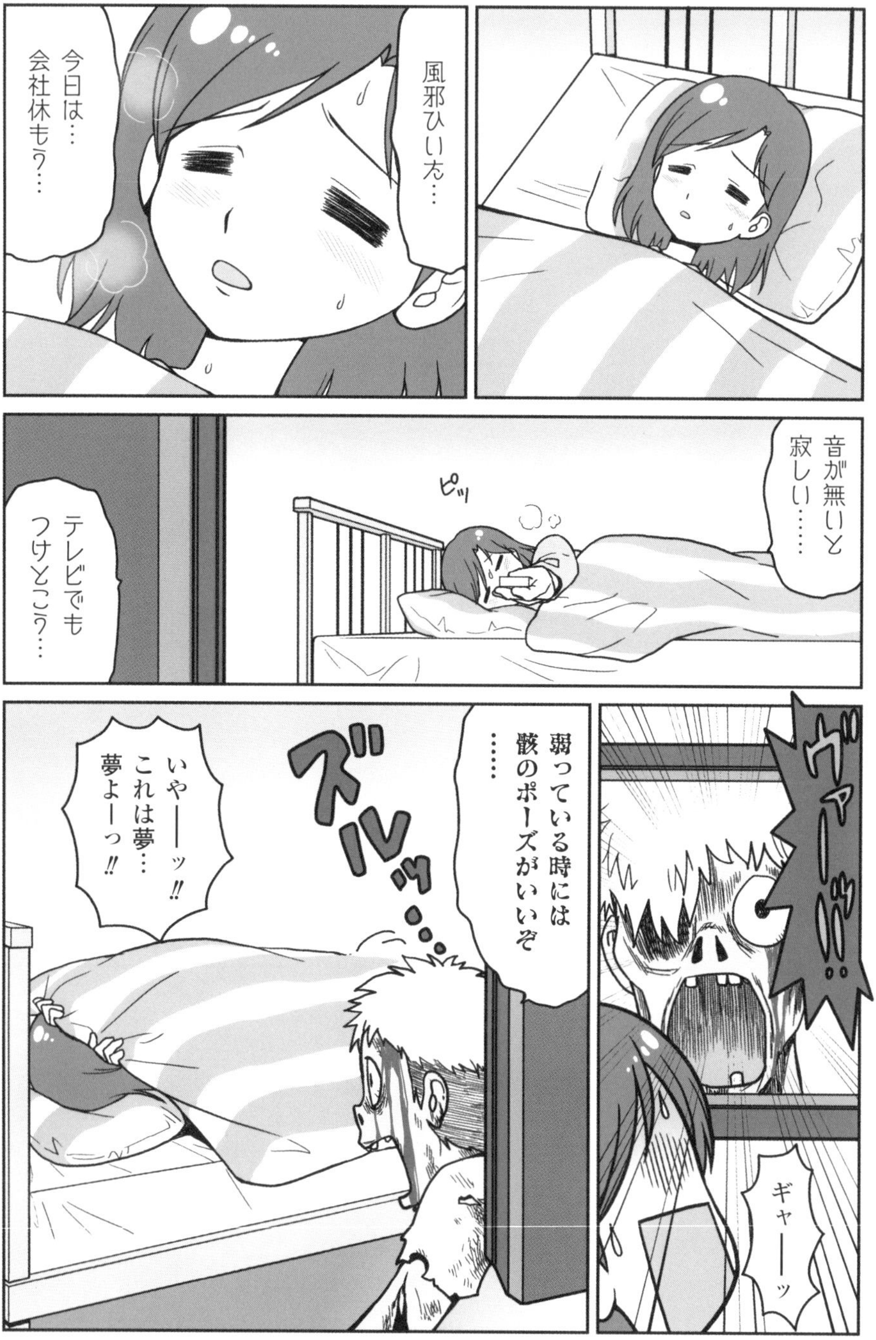
風邪ひいた…
今日は…会社休もう…
音が無いと寂しい……
ピッ
テレビでもつけとこう…
ヴァーッ!!
ギャーーッ
弱っている時には骸のポーズがいいぞ……
ズルッ…
いやーーーッ!! これは夢…夢よーっ!!

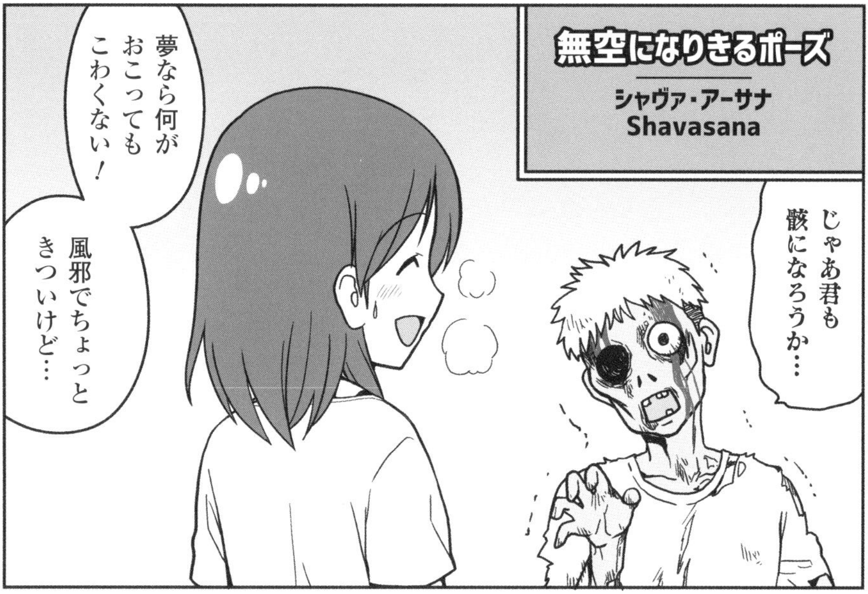
無空になりきるポーズ
シャヴァ・アーサナ
Shavasana
じゃあ君も骸になろうか…
夢ならば何がおこってもこわくない！
風邪でちょっときついけど…

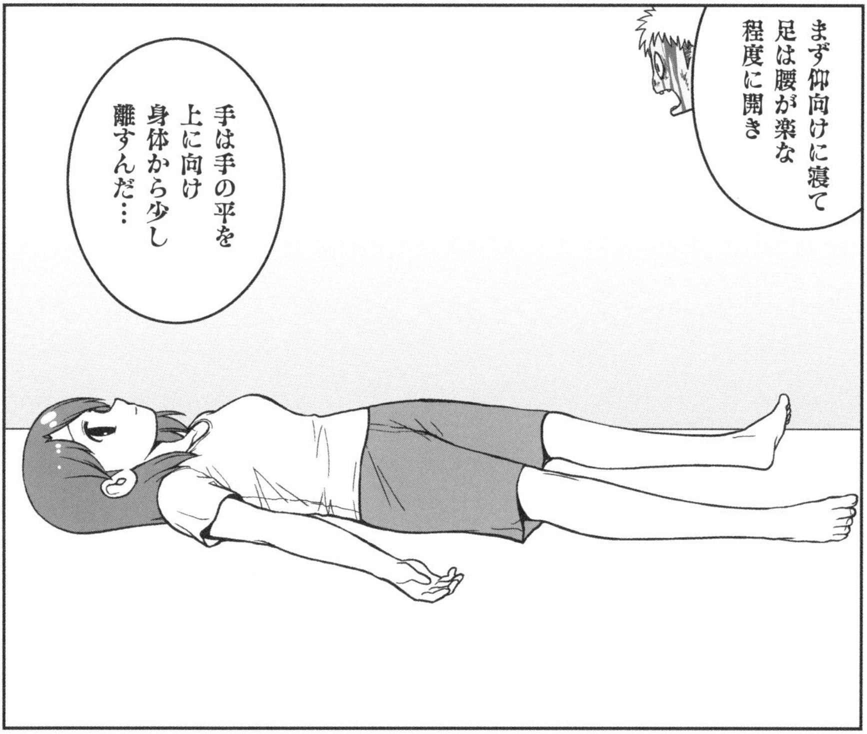
まず仰向けに寝て足は腰が楽な程度に開き
手は手の平を上に向け身体から少し離すんだ…

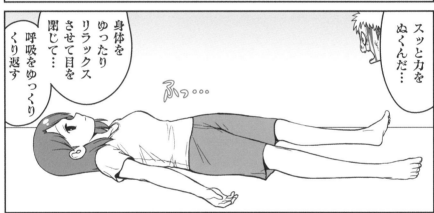

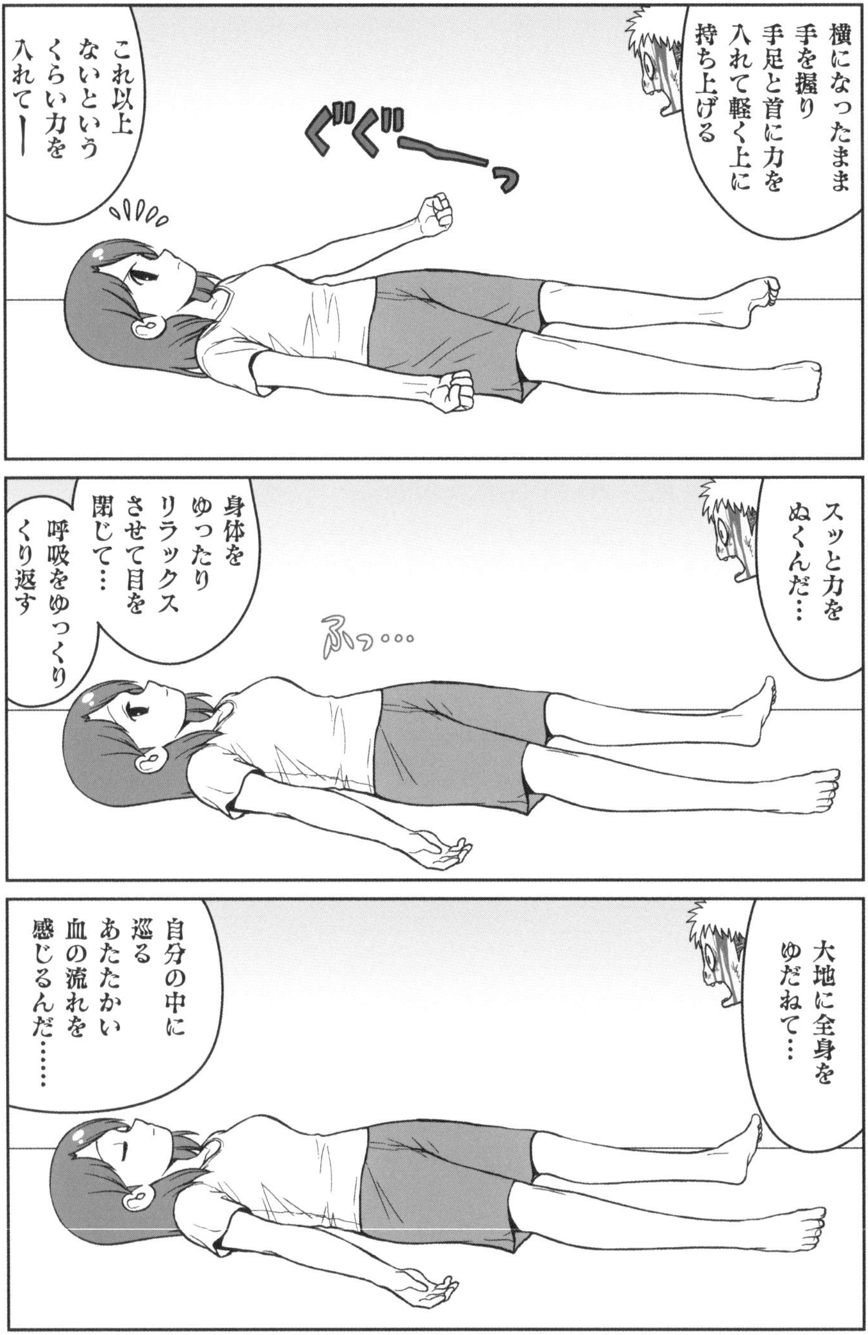
横になったまま手を握り手足と首に力を入れて軽く上に持ち上げる
ぐぐ〜〜っ
これ以上ないというくらい力を入れてー
スッと力をぬくんだ…
ふっ…
身体をゆったりリラックスさせて目を閉じて…呼吸をゆっくりくり返す
大地に全身をゆだねて…
自分の中に巡るあたたかい血の流れを感じるんだ……

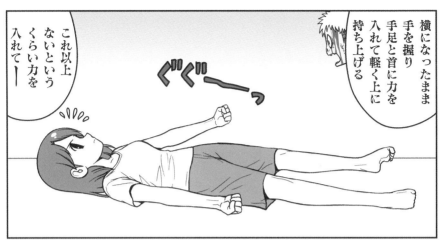

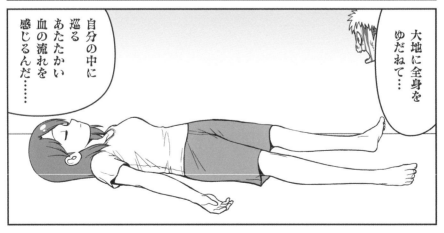

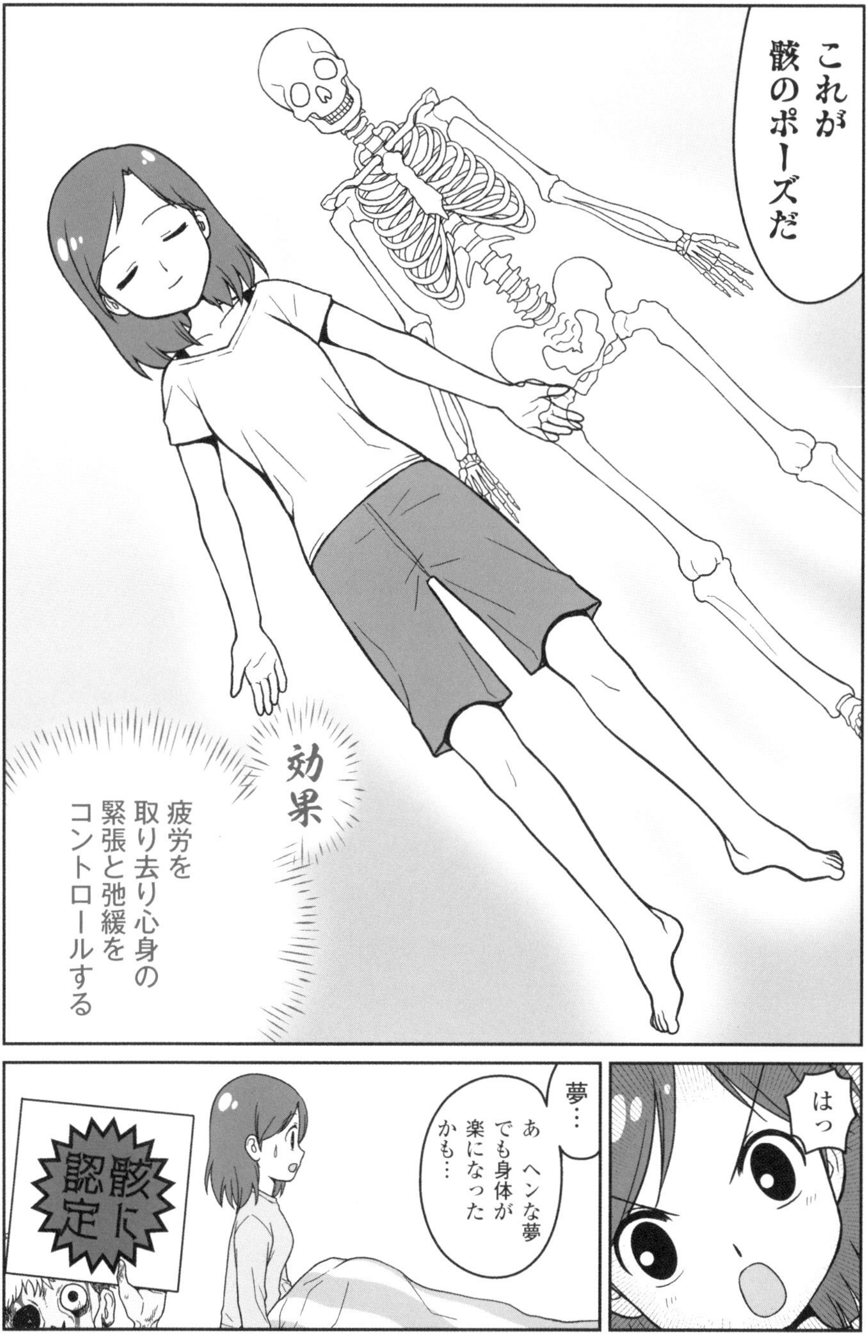
これが骸のポーズだ
効果
疲労を取り去り心身の緊張と弛緩をコントロールする
はっ
夢…あ　ヘンな夢でも身体が楽になったかも…
骸に認定

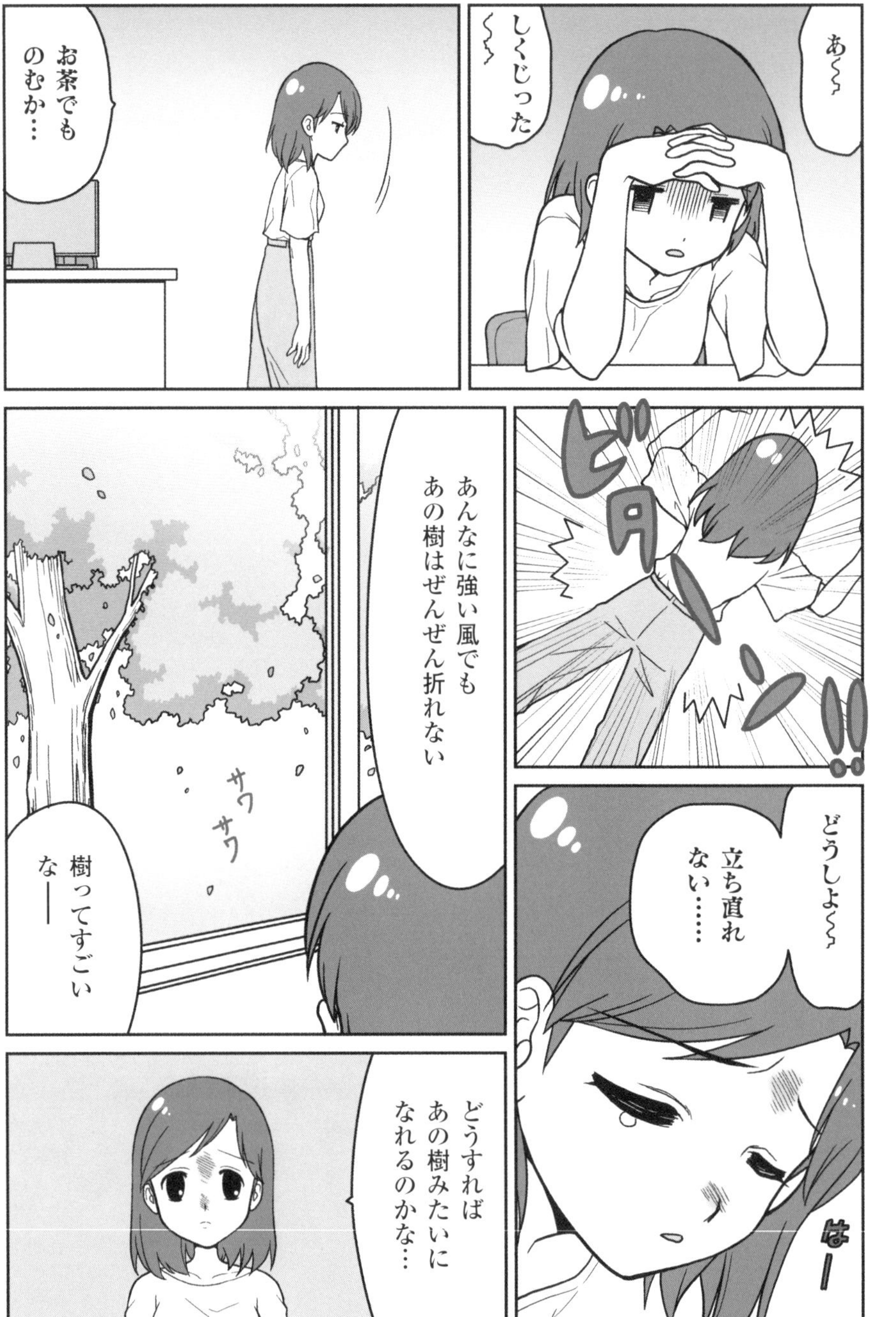
あ〜〜
しくじった〜〜
お茶でものむか…
ビターン!!
どうしよ〜〜
立ち直れない……
はー
あんなに強い風でもあの樹はぜんぜん折れない
サワサワ
樹ってすごいな——
どうすればあの樹みたいになれるのかな…

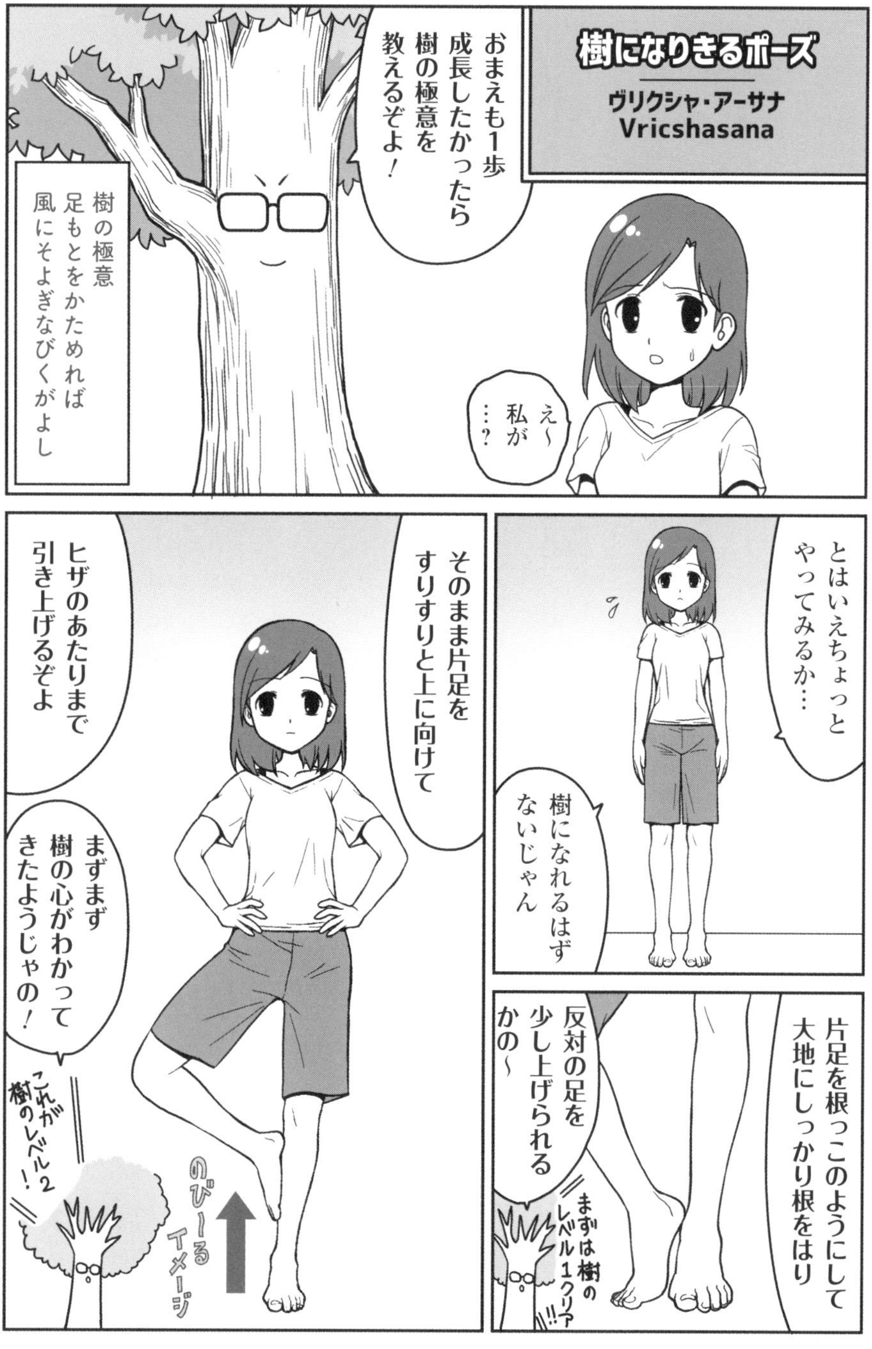
樹になりきるポーズ
ヴリクシャ・アーサナ
Vricshasana
おまえも1歩成長したかったら樹の極意を教えるぞよ！
え～私が…？
樹の極意
足もとをかためれば風にそよぎなびくがよし
とはいえちょっとやってみるか…
樹になれるはずないじゃん
そのまま片足をすりすりと上に向けて
ヒザのあたりまで引き上げるぞよ
片足を根っこのようにして大地にしっかり根をはり
反対の足を少し上げられるかの～
まずは樹のレベル1クリア!!
まずまず樹の心がわかってきたようじゃの！
これが樹のレベル2！
のび～るイメージ

さあ　片足の裏を ももの つけ根に！
大地に根をはり どんどん栄養分を吸い上げ スクスクのび～る
レベル3！
自分の立ち位置を しっかり感じて
ぐんぐん伸びる
大切なことは 樹になりきること
足は 根っこ
大地にしっかり根をはって 栄養分を吸い上げて ぐらつかない！
どんどん空に 伸びていくのじゃぞ！

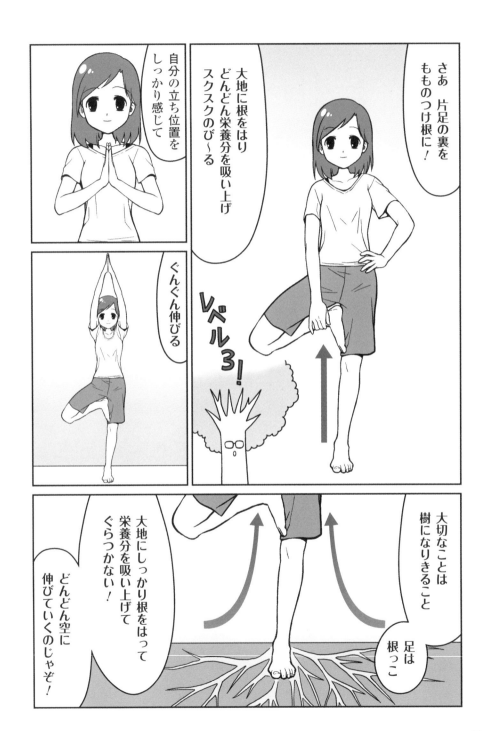

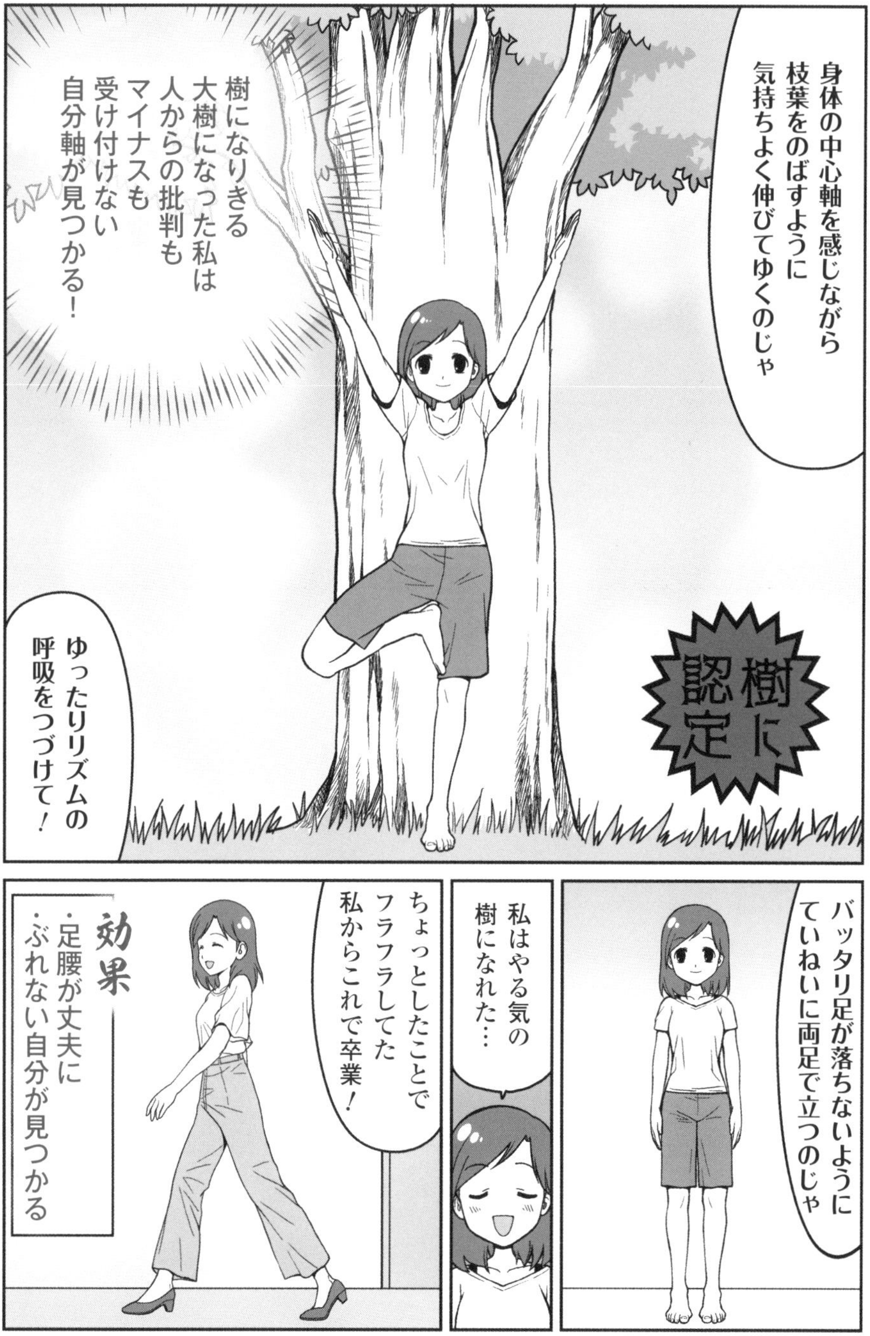
身体の中心軸を感じながら
枝葉をのばすように
気持ちよく伸びてゆくのじゃ
樹になりきる
大樹になった私は
人からの批判も
マイナスも
受け付けない
自分軸が見つかる！
樹に認定
ゆったりリズムの
呼吸をつづけて！
バッタリ足が落ちないように
ていねいに両足で立つのじゃ
私はやる気の
樹になれた…
ちょっとしたことで
フラフラしてた
私からこれで卒業！
効果
・足腰が丈夫に
・ぶれない自分が見つかる

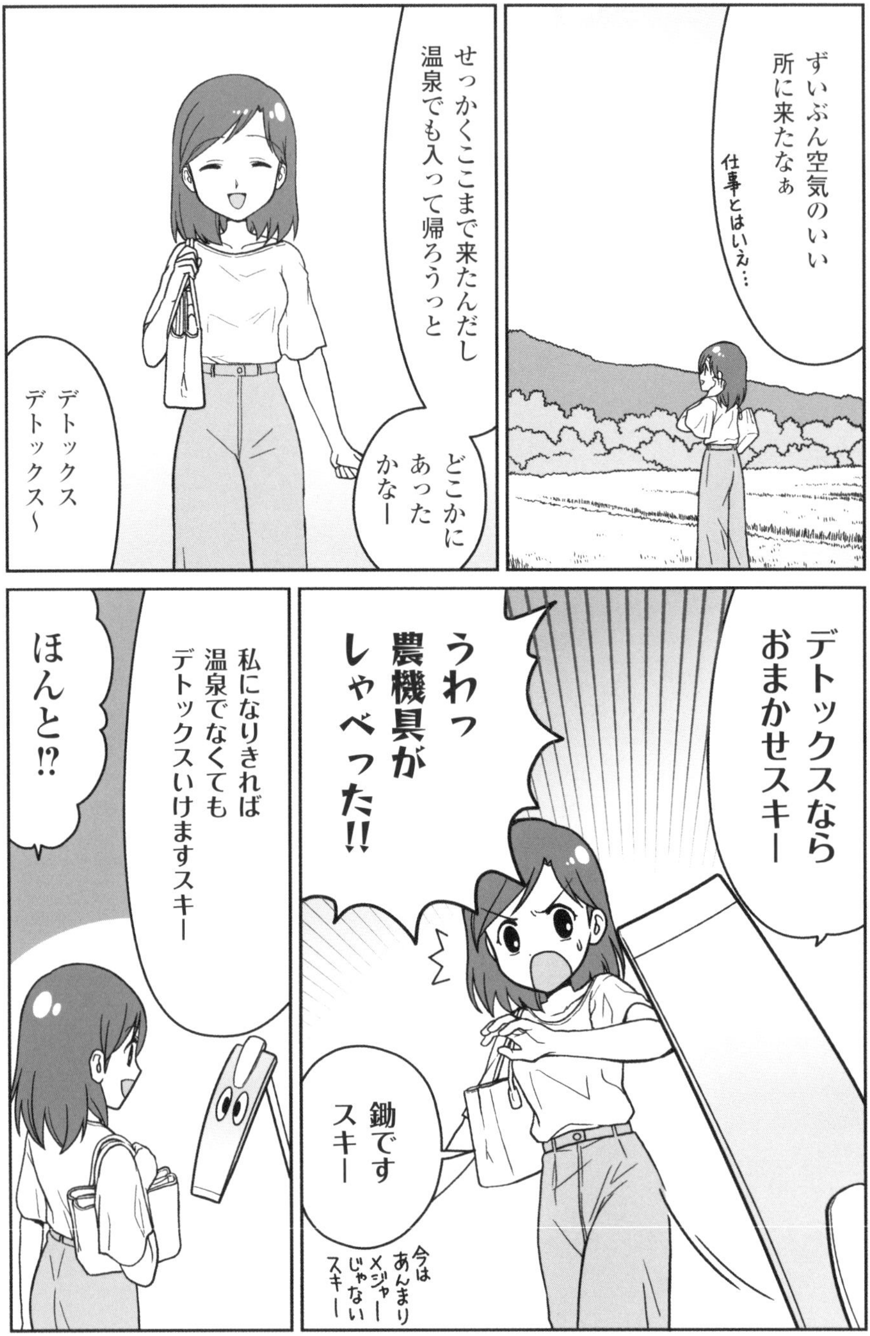
ずいぶん空気のいい所に来たなぁ
仕事とはいえ…
せっかくここまで来たんだし温泉でも入って帰ろうっと
どこかにあったかなー
デトックスデトックス〜
デトックスならおまかせスキー
うわっ農機具がしゃべった!!
鋤ですスキー
今はあんまりメジャーじゃないスキー
私になりきれば温泉でなくてもデトックスいけますスキー
ほんと!?

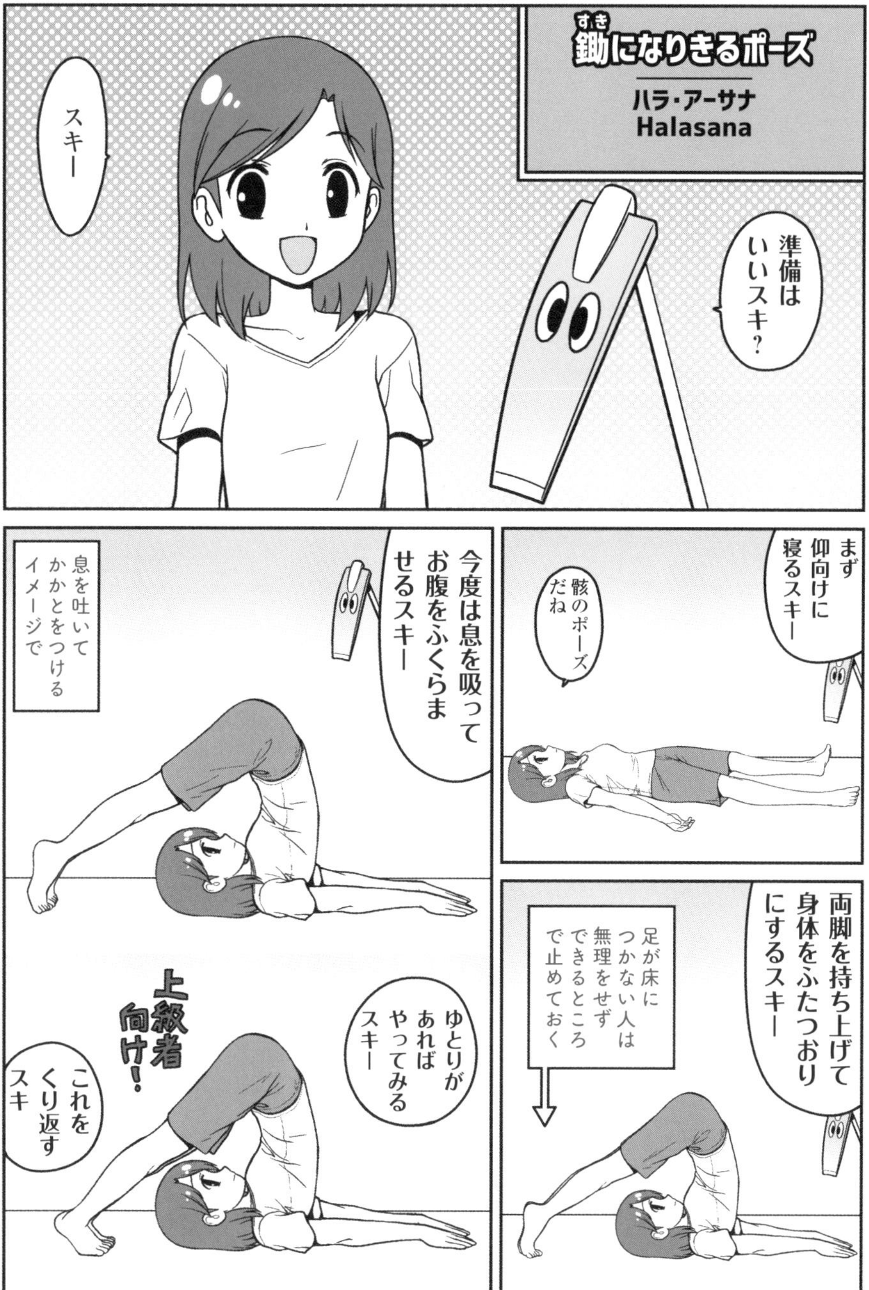
鋤《すき》になりきるポーズ
ハラ・アーサナ
Halasana
準備はいいスキ?
スキー
まず仰向けに寝るスキー
骸のポーズだね
両脚を持ち上げて身体をふたつおりにするスキー
足が床につかない人は無理をせずできるところで止めておく
今度は息を吸ってお腹をふくらませるスキー
息を吐いてかかとをつけるイメージで
ゆとりがあればやってみるスキー
上級者向け!
これをくり返すスキ

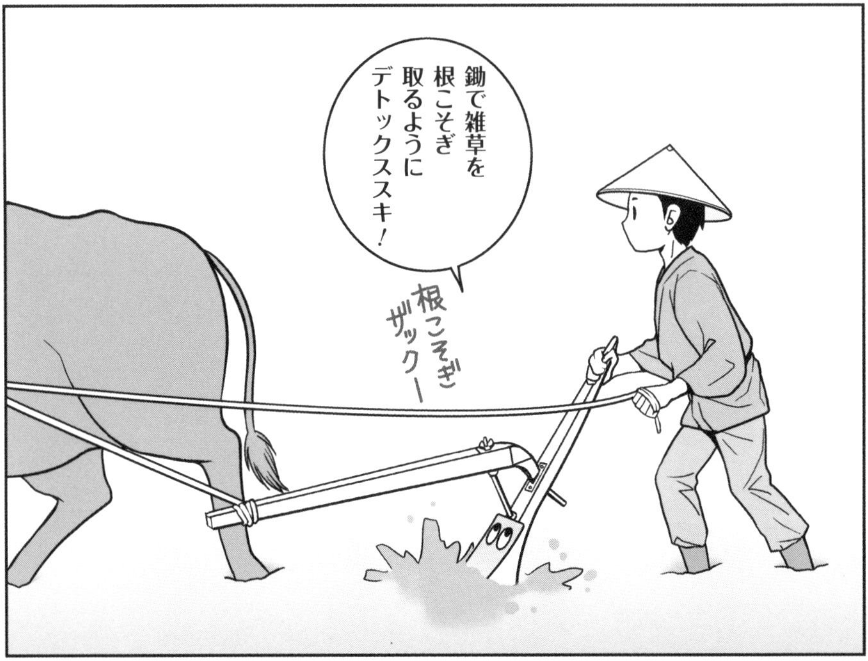
鋤で雑草を
根こそぎ
取るように
デトックススキ！
根こそぎ
ザックー

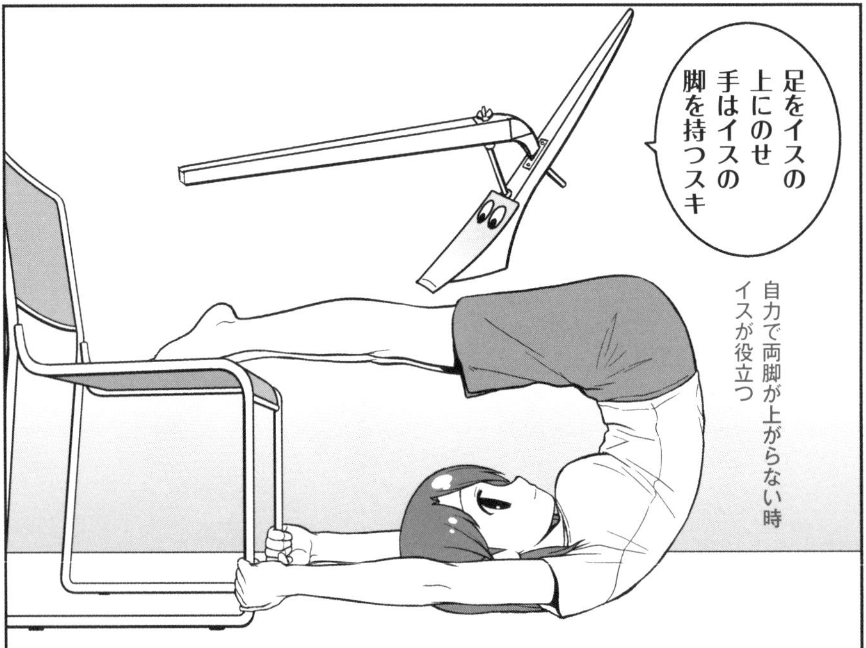
足をイスの
上にのせ
手はイスの
脚を持つスキ
自力で両脚が上がらない時
イスが役立つ

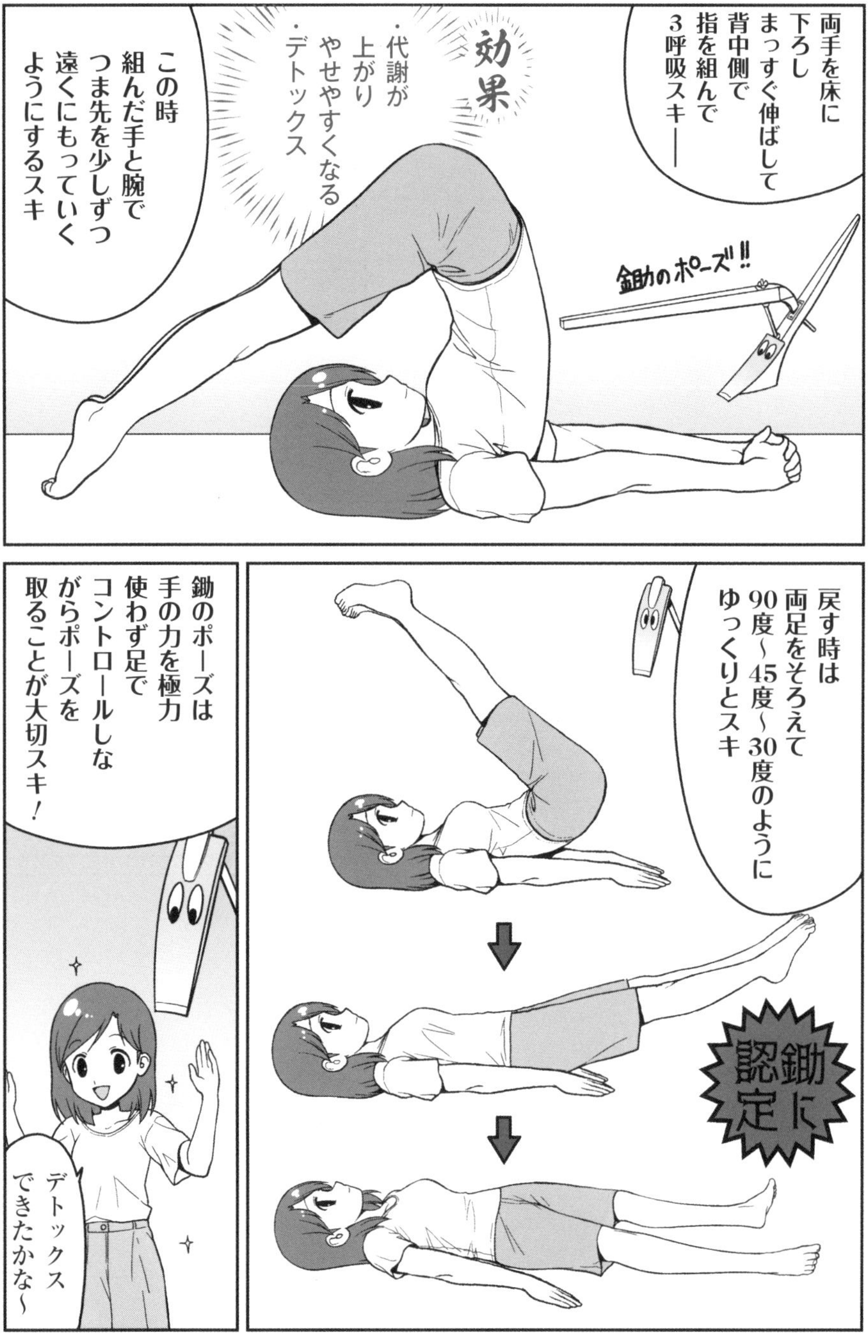
両手を床に下ろしまっすぐ伸ばして背中側で指を組んで3呼吸スキ――
効果
・代謝が上がり
・やせやすくなる
・デトックス
この時組んだ手と腕でつま先を少しずつ遠くにもっていくようにするスキ
鋤のポーズ!!
戻す時は両足をそろえて90度~45度~30度のようにゆっくりとスキ
鋤に認定
鋤のポーズは手の力を極力使わず足でコントロールしながらポーズを取ることが大切スキ！
デトックスできたかな~

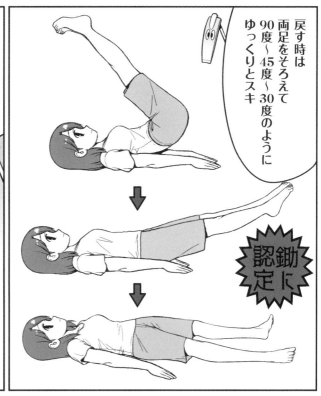

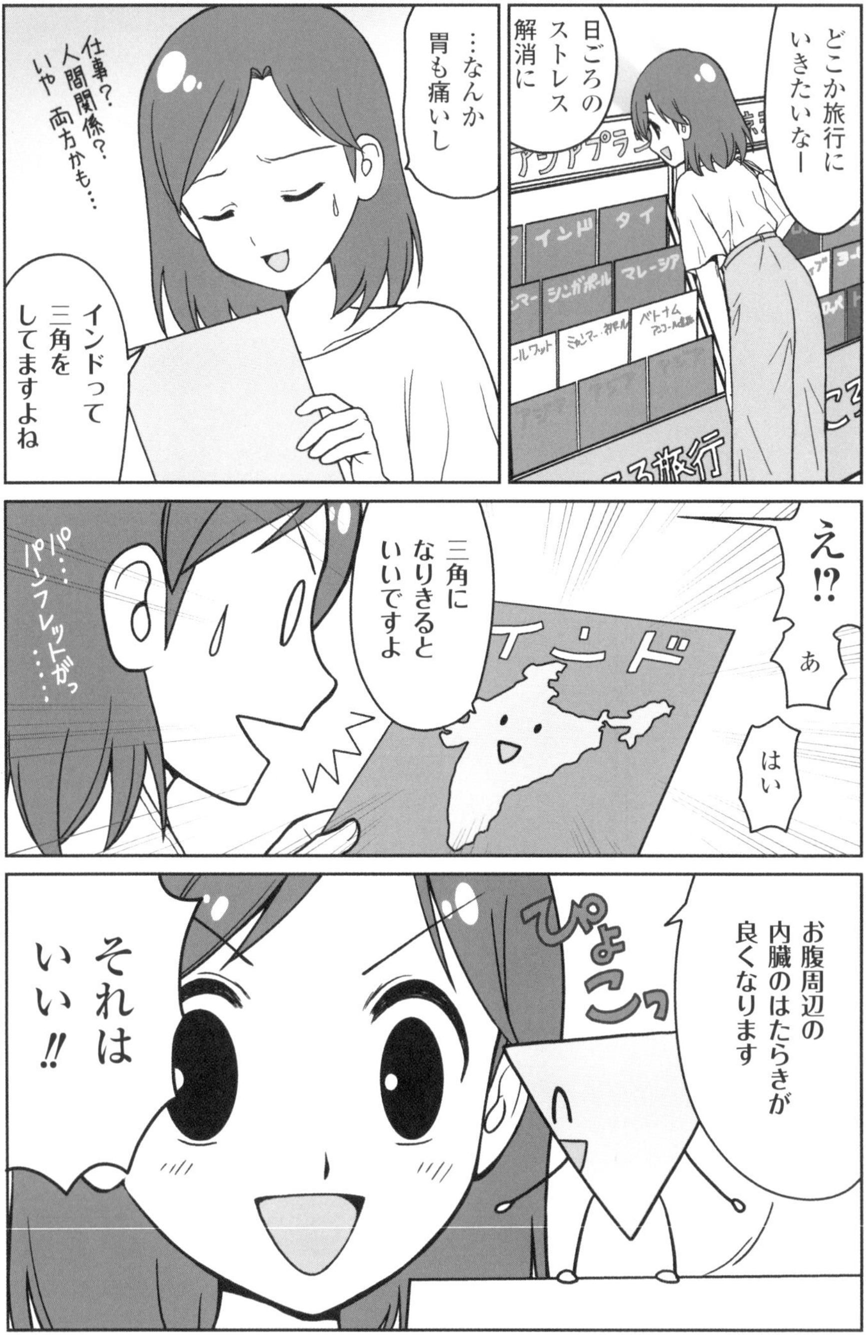
どこか旅行にいきたいなー
日ごろのストレス解消に
インド
タイ
シンガポール
マレーシア
ベトナム
…なんか胃も痛いし
仕事？人間関係？いや 両方かも…
インドって三角をしてますよね
え⁉
あ
はい
三角になりきるといいですよ
インド
パ…パンフレットがっ……
お腹周辺の内臓のはたらきが良くなります
ぴょこっ
それはいい‼

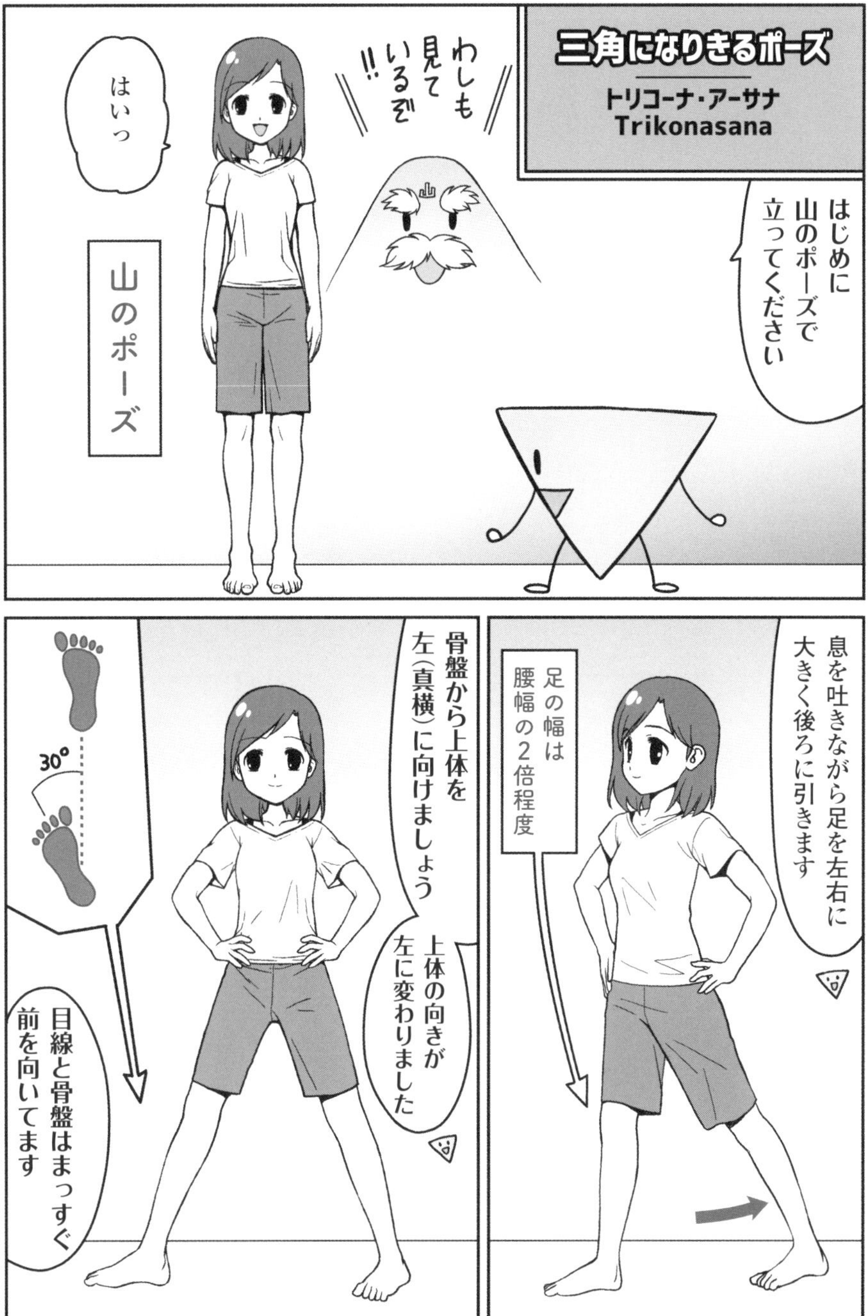
三角になりきるポーズ
トリコーナ・アーサナ
Trikonasana
はじめに山のポーズで立ってください
わしも見ているぞ!!
はいっ
山のポーズ
息を吐きながら足を左右に大きく後ろに引きます
足の幅は腰幅の2倍程度
骨盤から上体を左（真横）に向けましょう
上体の向きが左に変わりました
30°
目線と骨盤はまっすぐ前を向いてます

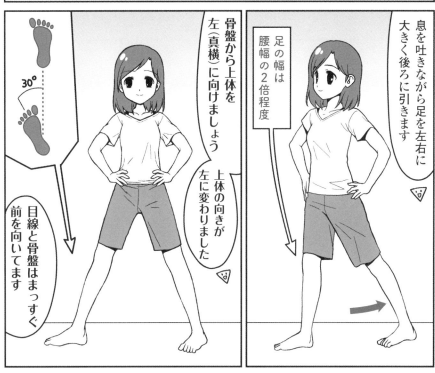

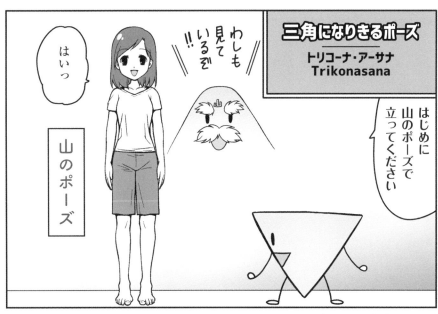

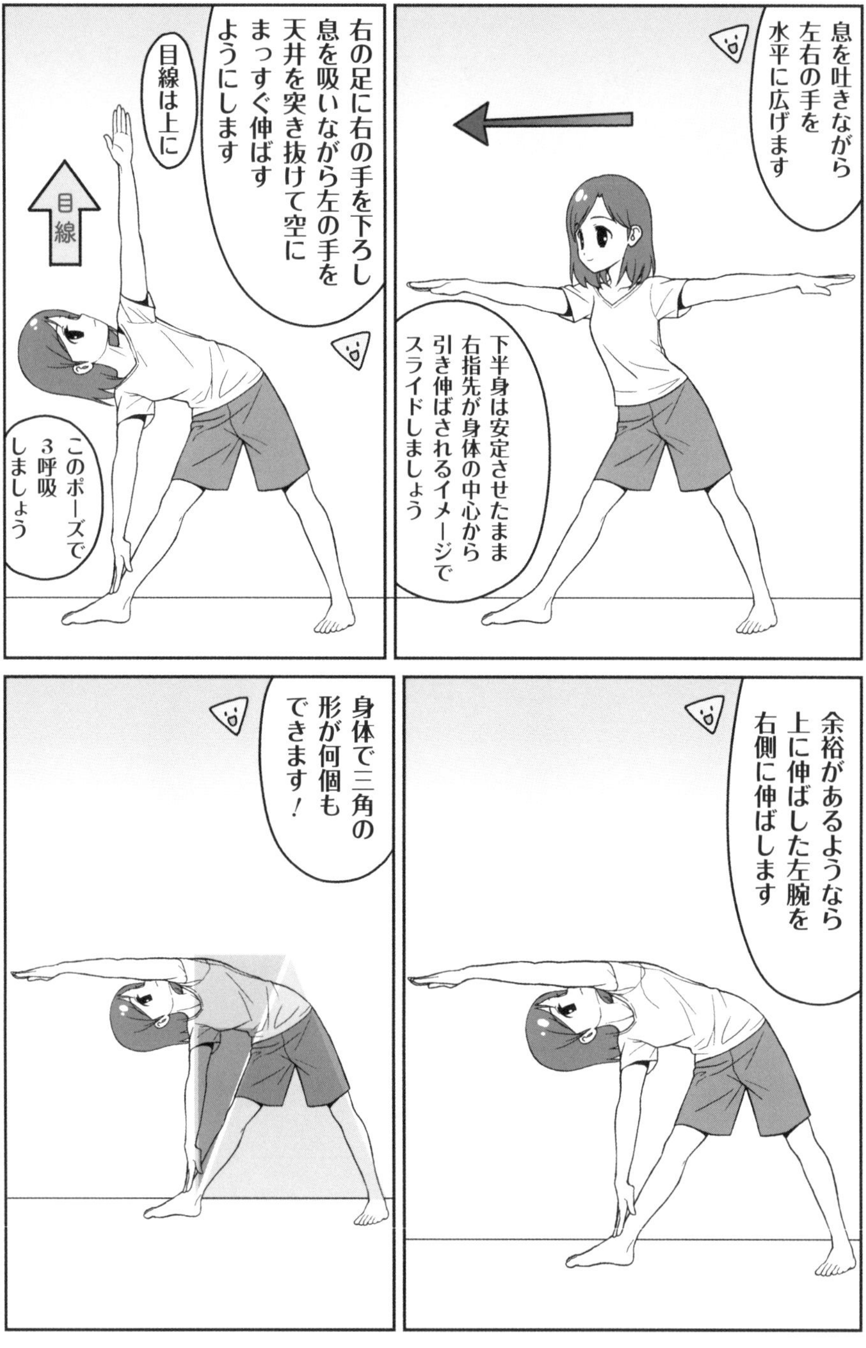
息を吐きながら左右の手を水平に広げます
下半身は安定させたまま右指先が身体の中心から引き伸ばされるイメージでスライドしましょう
右の足に右の手を下ろし息を吸いながら左の手を天井を突き抜けて空にまっすぐ伸ばすようにします
目線は上に
目線
このポーズで3呼吸しましょう
余裕があるようなら上に伸ばした左腕を右側に伸ばします
身体で三角の形が何個もできます！

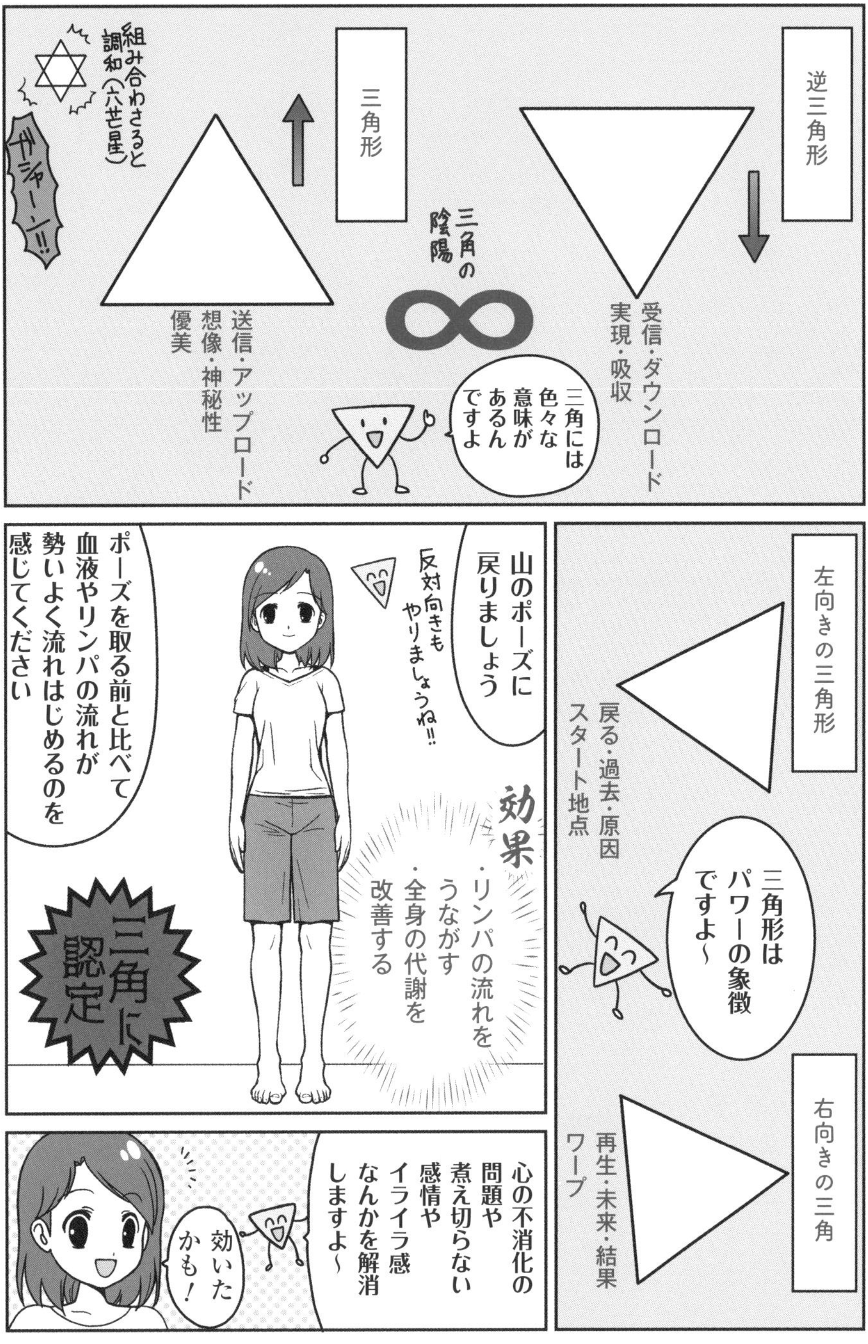
逆三角形
受信・ダウンロード
実現・吸収
三角の陰陽
三角には色々な意味があるんですよ
三角形
送信・アップロード
想像・神秘性
優美
組み合わさると調和(六芒星)
ガシャーン!!
左向きの三角形
戻る・過去・原因
スタート地点
三角形はパワーの象徴ですよ〜
右向きの三角
再生・未来・結果
ワープ
山のポーズに戻りましょう
反対向きもやりましょうね!!
効果
・リンパの流れをうながす
・全身の代謝を改善する
ポーズを取る前と比べて血液やリンパの流れが勢いよく流れはじめるのを感じてください
三角に認定
心の不消化の問題や煮え切らない感情やイライラ感なんかを解消しますよ〜
効いたかも!

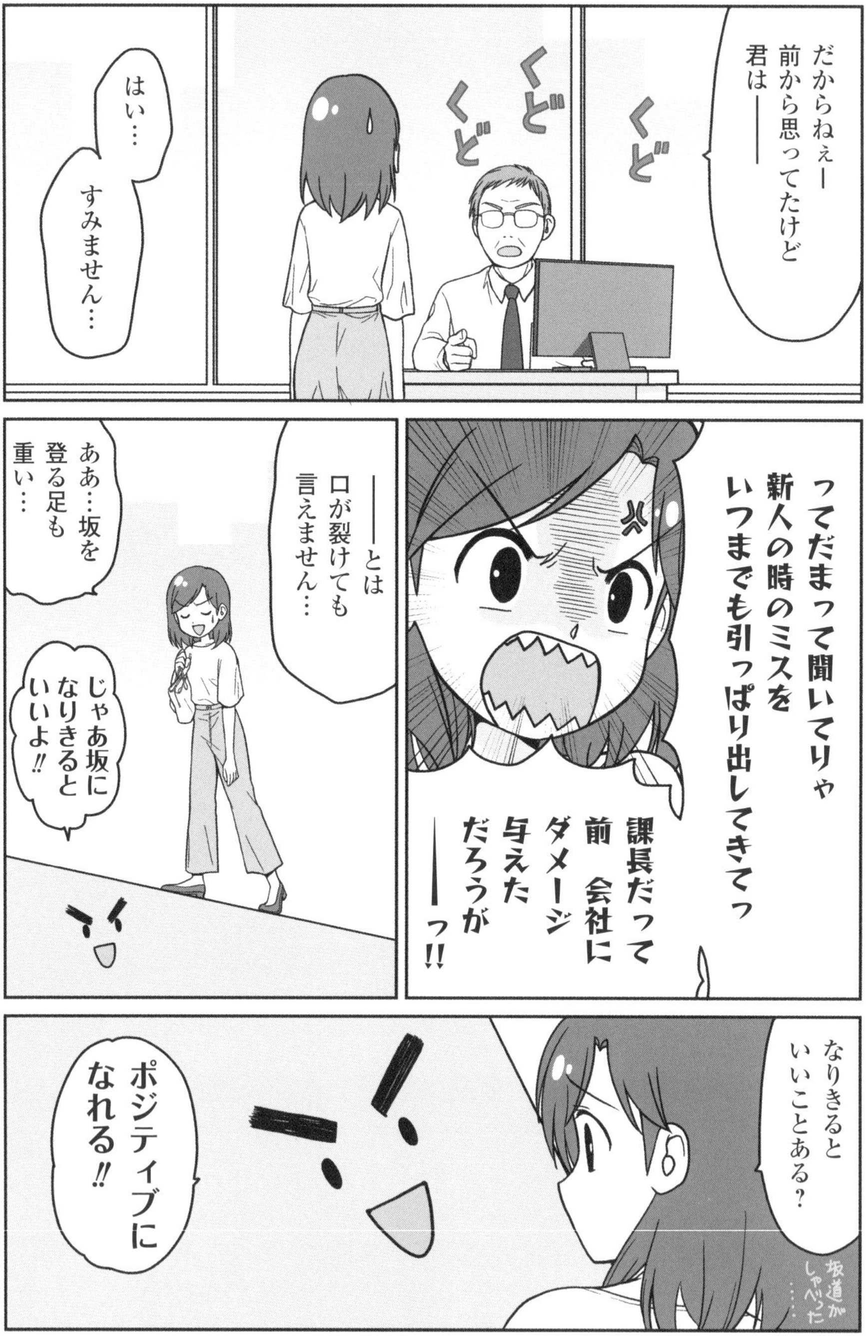
だからねぇー
前から思ってたけど
君は――
くど
くど
くど
はい…
すみません…
ってだまって聞いてりゃ
新人の時のミスを
いつまでも引っぱり出してきてっ
課長だって
前 会社に
ダメージ
与えた
だろうが
――っ!!
――とは
口が裂けても
言えません…
ああ…坂を
登る足も
重い…
じゃあ坂に
なりきると
いいよ!!
なりきると
いいことある?
ポジティブに
なれる!!
坂道が
しゃべった
……

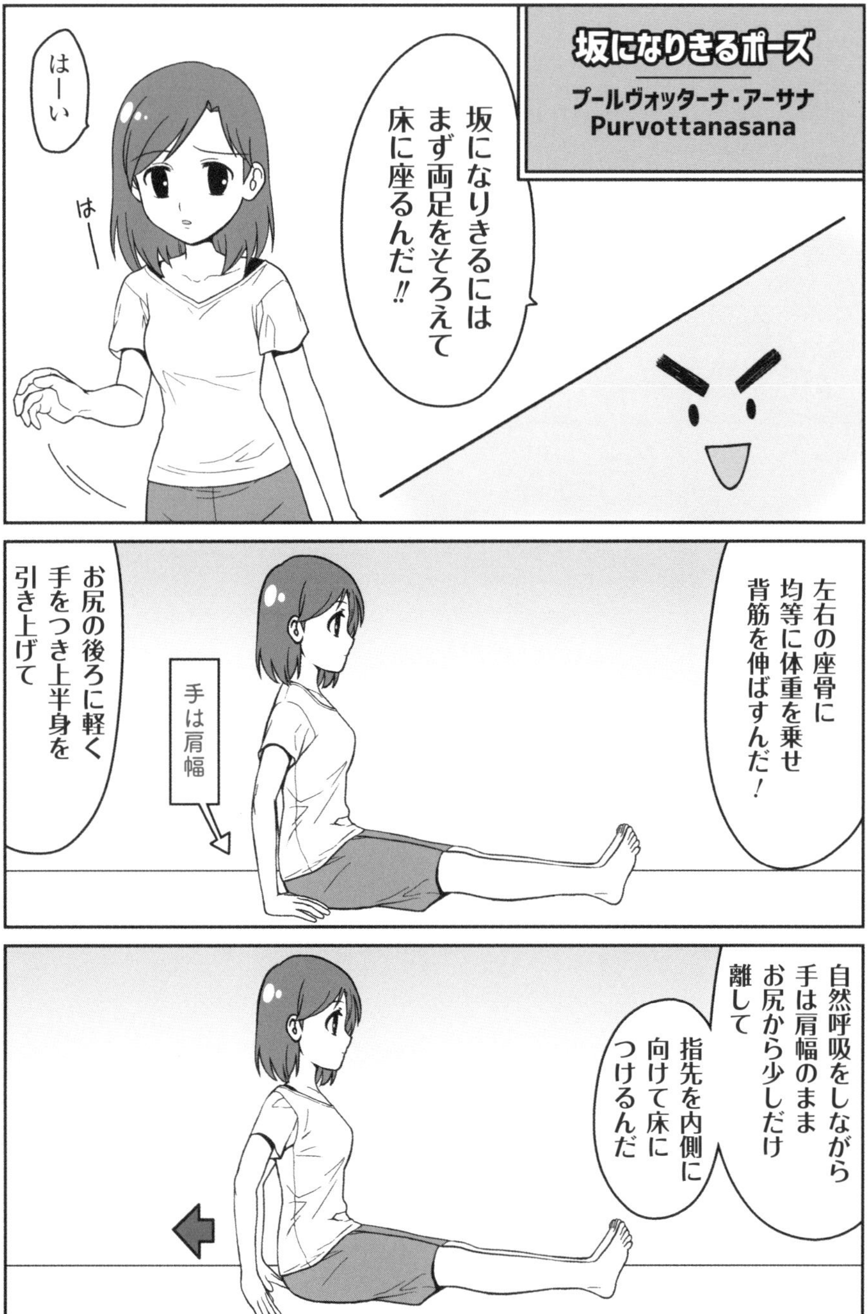
坂になりきるポーズ
プールヴォッターナ・アーサナ
Purvottanasana
坂になりきるには まず両足をそろえて 床に座るんだ!!
はーい
はー
左右の座骨に 均等に体重を乗せ 背筋を伸ばすんだ！
手は肩幅
お尻の後ろに軽く 手をつき上半身を 引き上げて
自然呼吸をしながら 手は肩幅のまま お尻から少しだけ 離して
指先を内側に 向けて床に つけるんだ

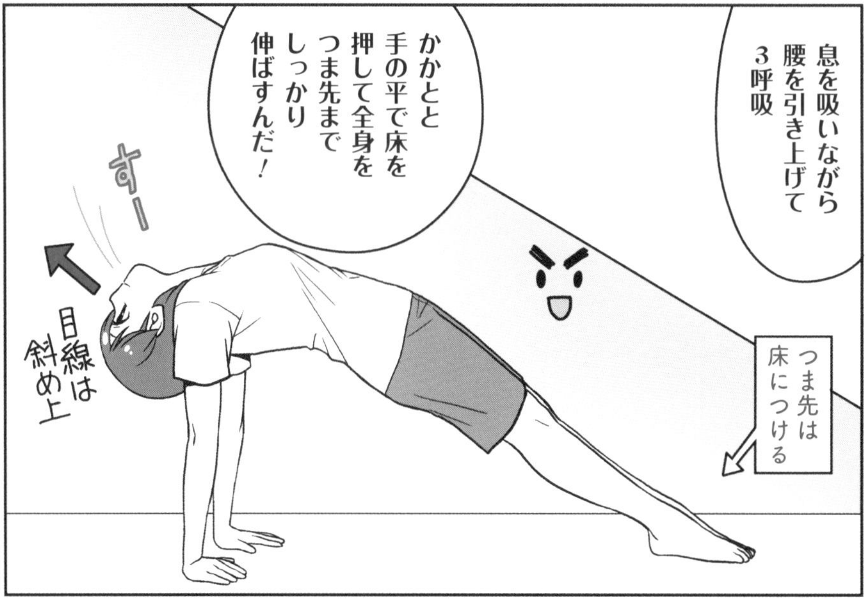
息を吸いながら腰を引き上げて3呼吸
かかとと手の平で床を押して全身をつま先までしっかり伸ばすんだ！
つま先は床につける
すー
目線は斜め上

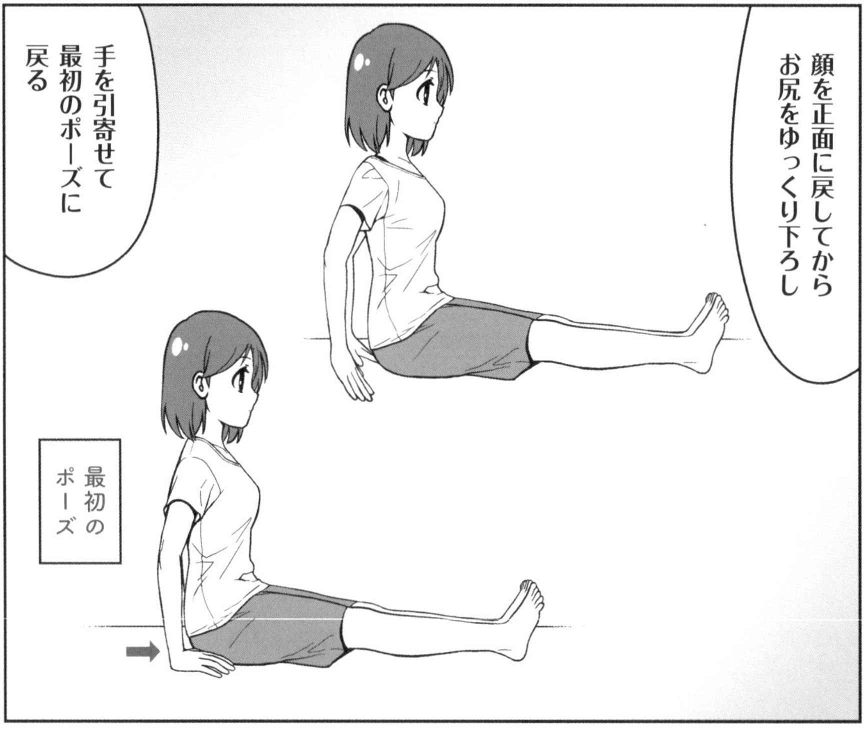
顔を正面に戻してからお尻をゆっくり下ろし
手を引寄せて最初のポーズに戻る
最初のポーズ

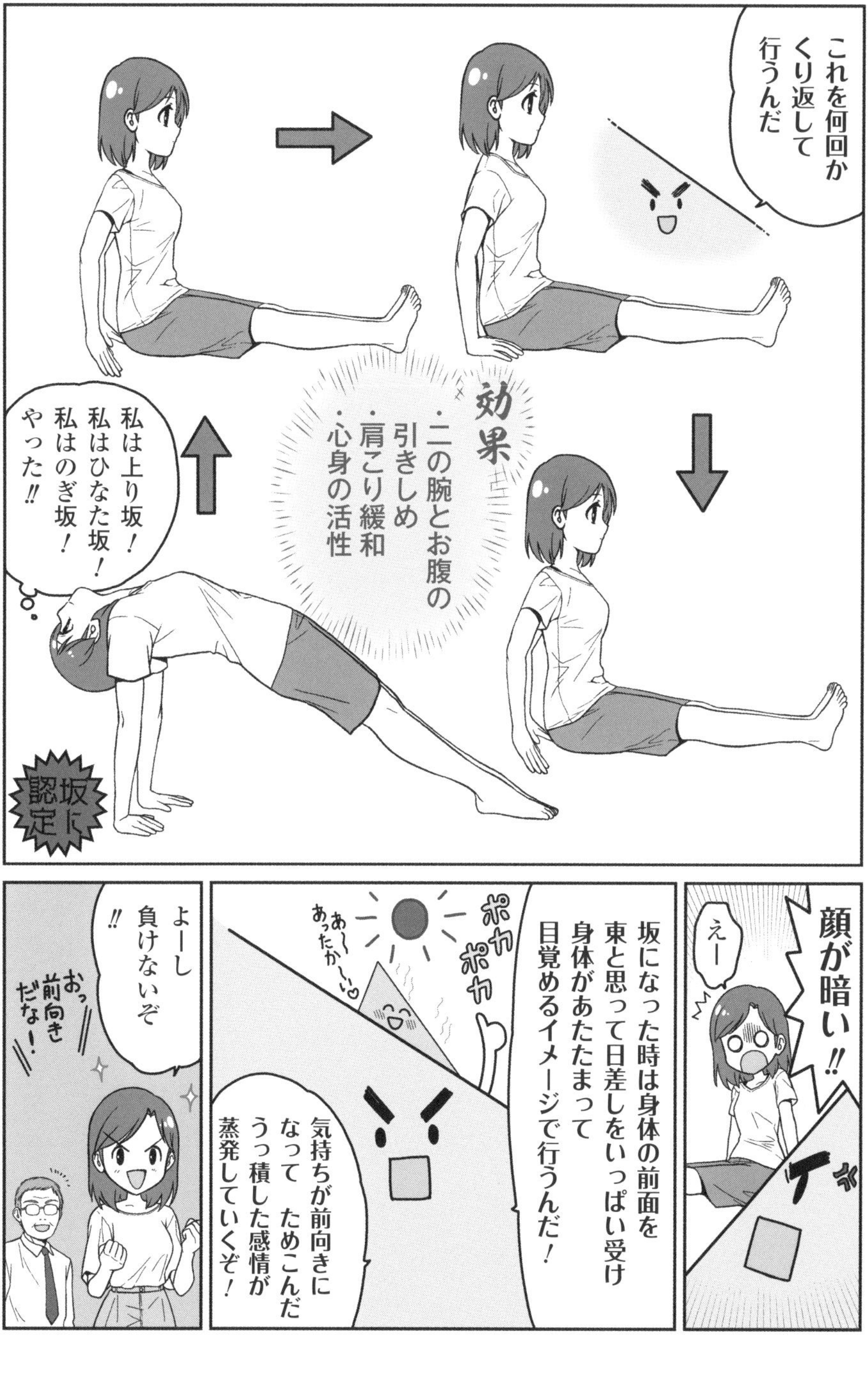

これを何回か
くり返して
行うんだ
効果
・二の腕とお腹の
引きしめ
・肩こり緩和
・心身の活性
私は上り坂！
私はひなた坂！
私はのぎ坂！
やった!!
坂に認定
顔が暗い!!
えー
坂になった時は身体の前面を
東と思って日差しをいっぱい受け
身体があたたまって
目覚めるイメージで行うんだ！
ポカポカ
あ〜あったか〜い♡
気持ちが前向きに
なって ためこんだ
うっ積した感情が
蒸発していくぞ！
よーし
負けないぞ
!!
おっ前向きだな！

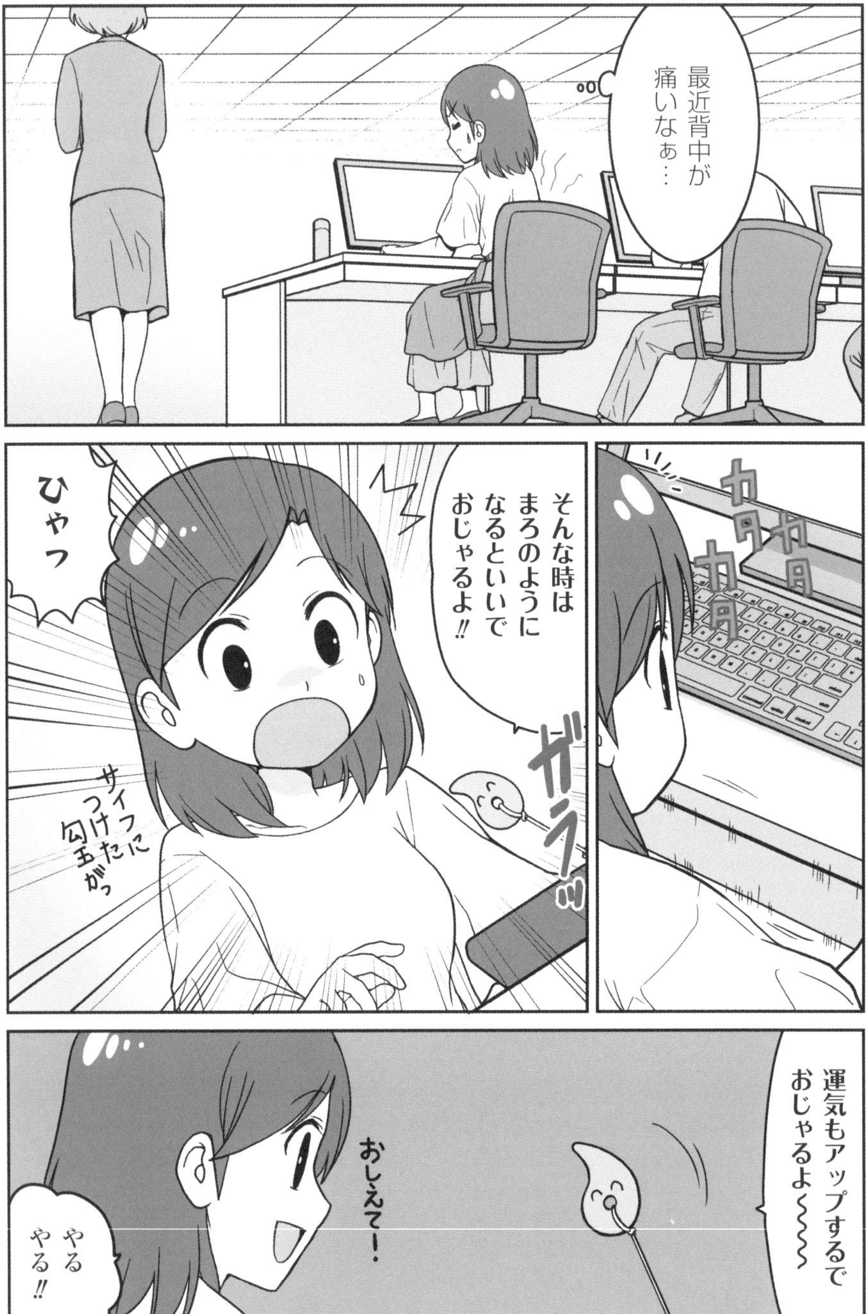
最近背中が痛いなぁ…
そんな時はまろのようになるといいでおじゃるよ!!
ひゃっ
サイフにつけた勾玉がっ
ガラッ
カタカタカタ
運気もアップするでおじゃるよ〜〜〜
おしえて!
やるやる!!

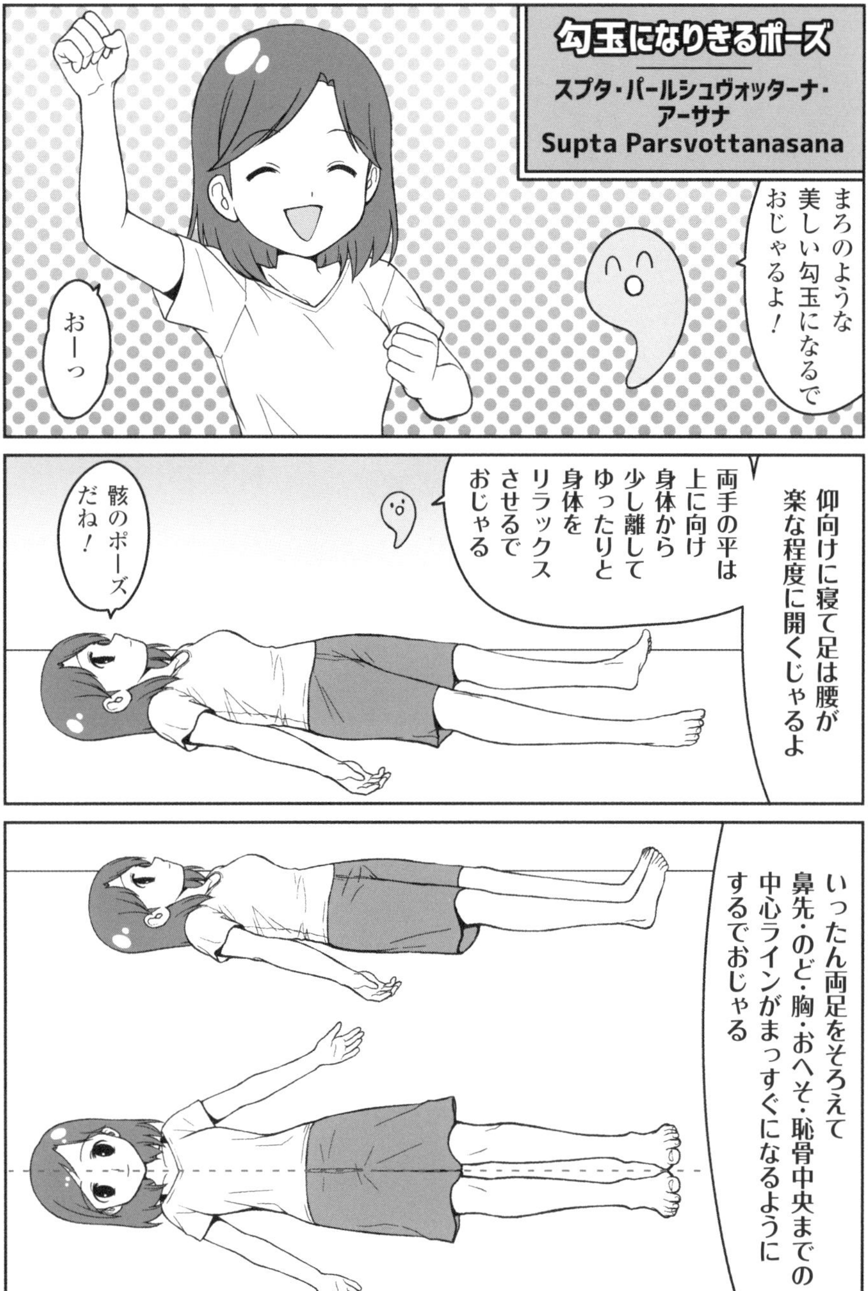
勾玉になりきるポーズ
スプタ・パールシュヴォッターナ・アーサナ
Supta Parsvottanasana
まろのような美しい勾玉になるでおじゃるよ！
おーっ
仰向けに寝て足は腰が楽な程度に開くじゃるよ
両手の平は上に向け身体から少し離してゆったりと身体をリラックスさせるでおじゃる
骸のポーズだね！
いったん両足をそろえて鼻先・のど・胸・おへそ・恥骨中央までの中心ラインがまっすぐになるようにするでおじゃる

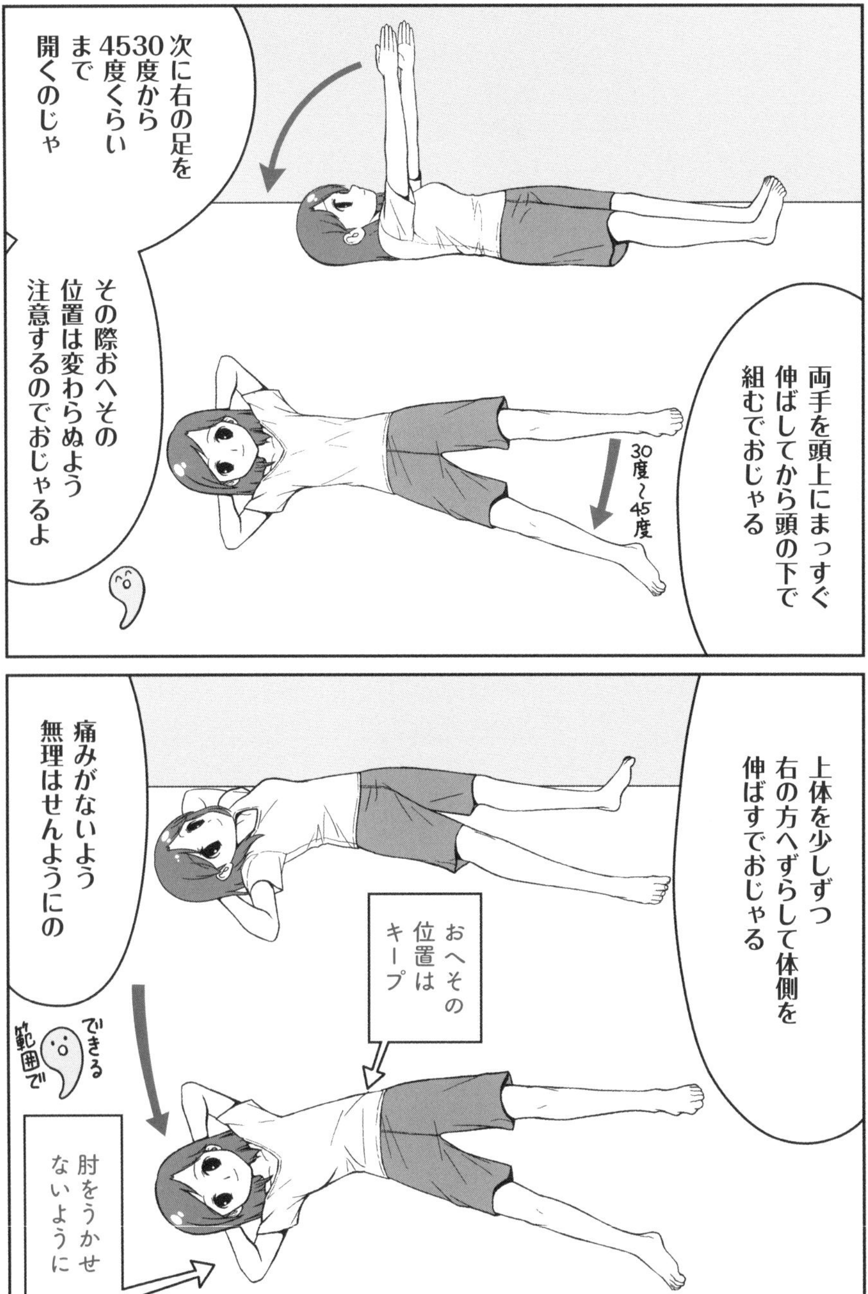
両手を頭上にまっすぐ伸ばしてから頭の下で組むでおじゃる
次に右の足を30度から45度くらいまで開くのじゃ
30度〜45度
その際おへその位置は変わらぬよう注意するのでおじゃるよ
上体を少しずつ右の方へずらして体側を伸ばすでおじゃる
おへその位置はキープ
痛みがないよう無理はせんようにの
できる範囲で
肘をうかせないように

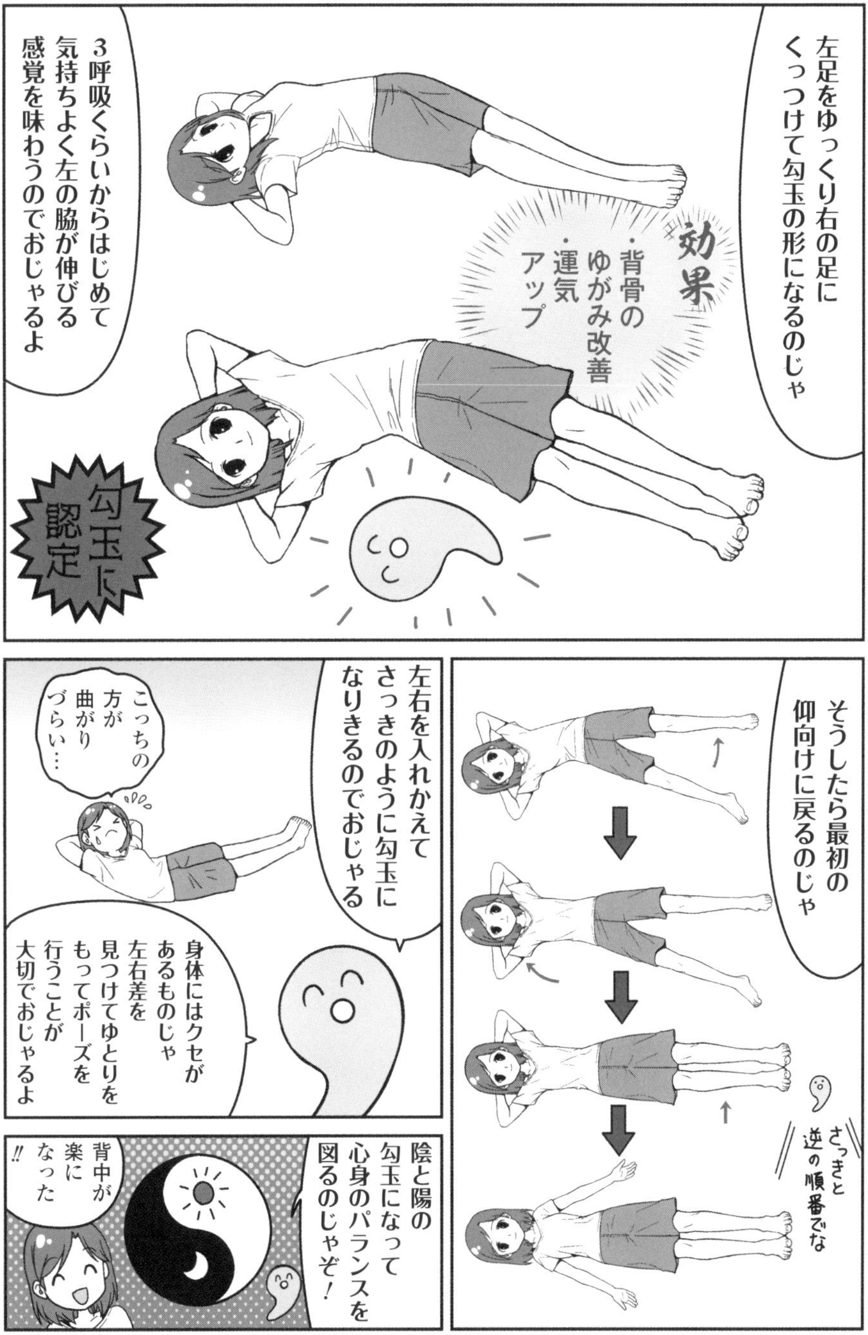
左足をゆっくり右の足に
くっつけて勾玉の形になるのじゃ
効果
・背骨のゆがみ改善
・運気アップ
勾玉に認定
3呼吸くらいからはじめて
気持ちよく左の脇が伸びる
感覚を味わうのでおじゃるよ
そうしたら最初の
仰向けに戻るのじゃ
さっきと逆の順番でな
左右を入れかえて
さっきのように勾玉に
なりきるのでおじゃる
こっちの方が曲がりづらい…
身体にはクセがあるものじゃ
左右差を見つけてゆとりを
もってポーズを行うことが
大切でおじゃるよ
陰と陽の勾玉になって
心身のバランスを図るのじゃぞ!
背中が楽になった!!

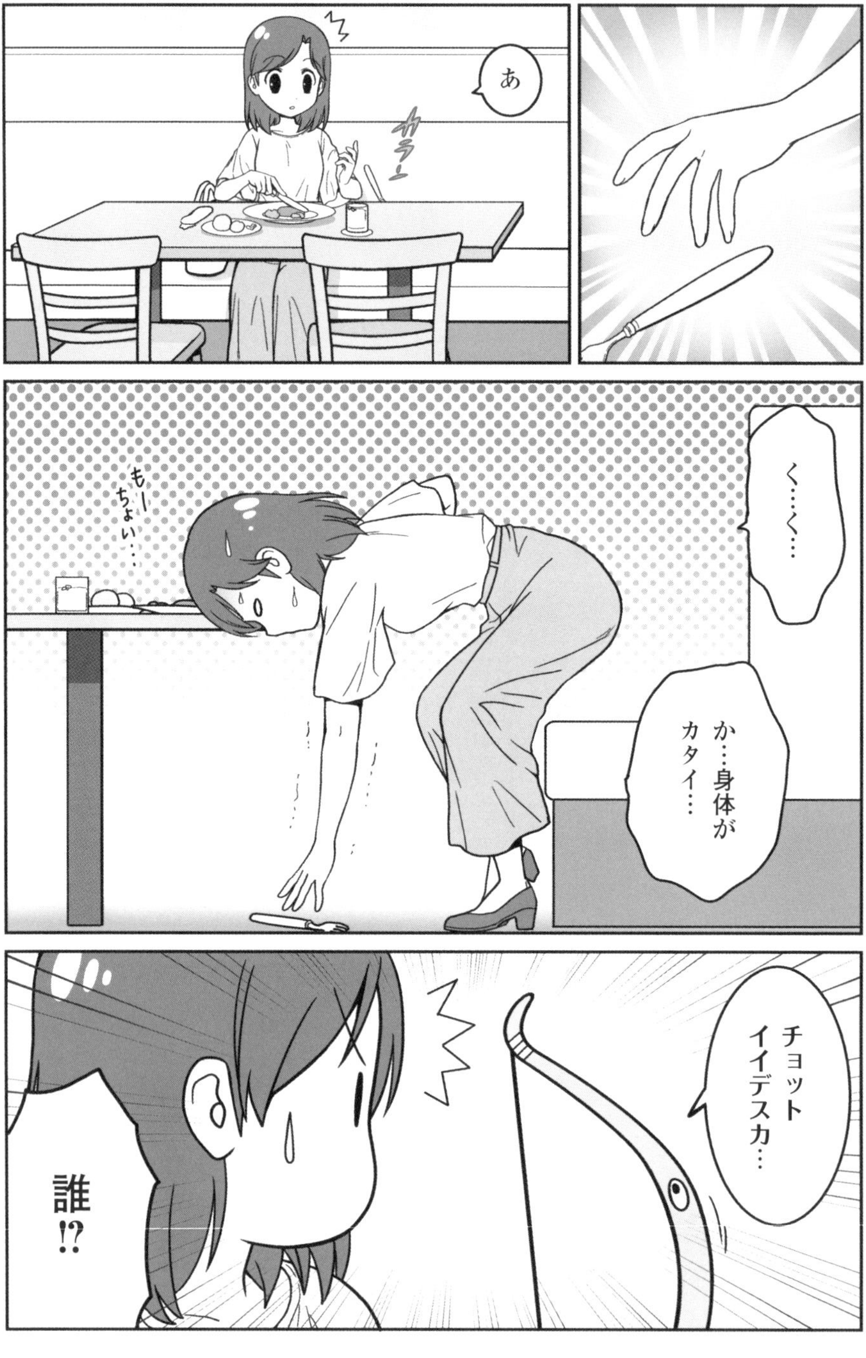
カラー
あ
く…く…
か…身体がカタイ…
もーちょい…
チョット
イイデスカ…
誰!?

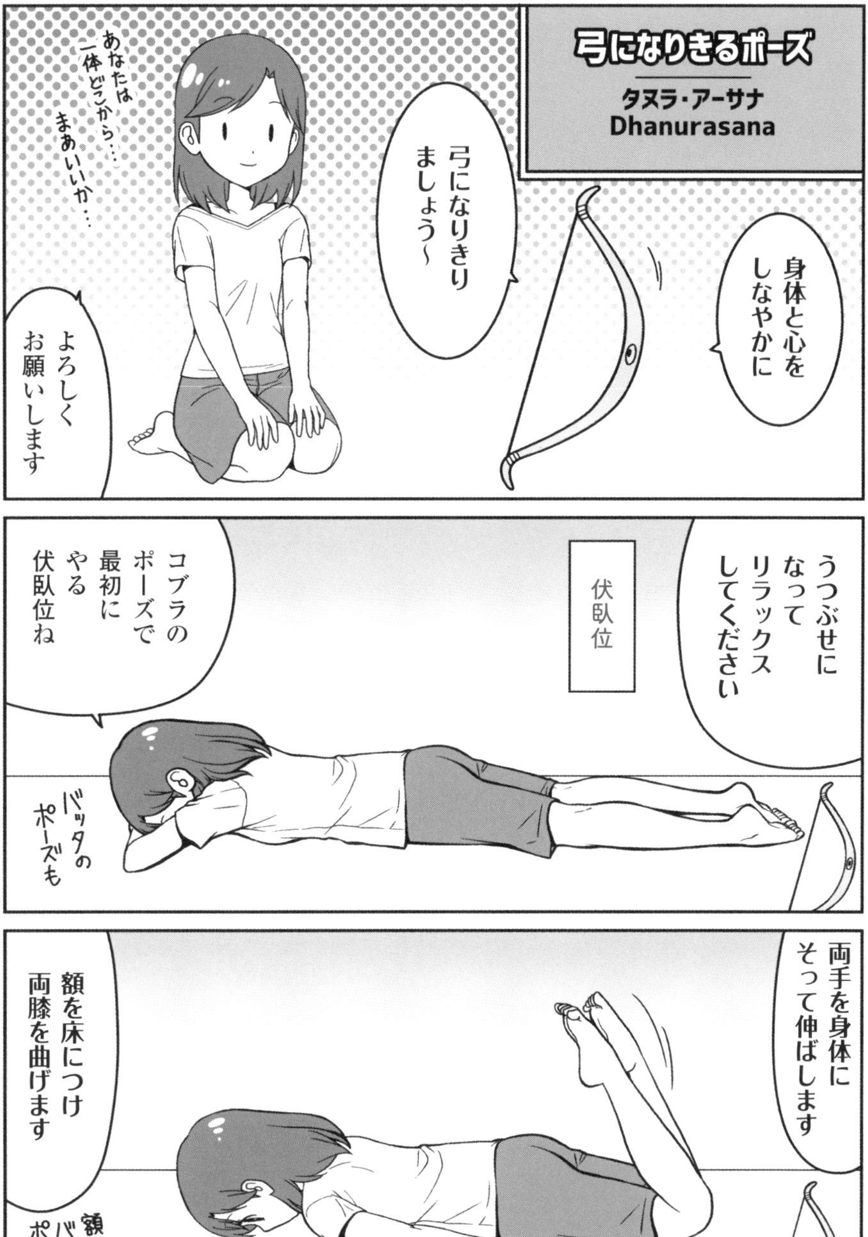
弓になりきるポーズ
タヌラ・アーサナ
Dhanurasana
身体と心をしなやかに
弓になりきりましょう～
あなたは一体どこから…
まあいいか…
よろしくお願いします
うつぶせになってリラックスしてください
伏臥位
コブラのポーズで最初にやる伏臥位ね
バッタのポーズも
両手を身体にそって伸ばします
額を床につけ両膝を曲げます
額のつけ方はバッタのポーズと似てる

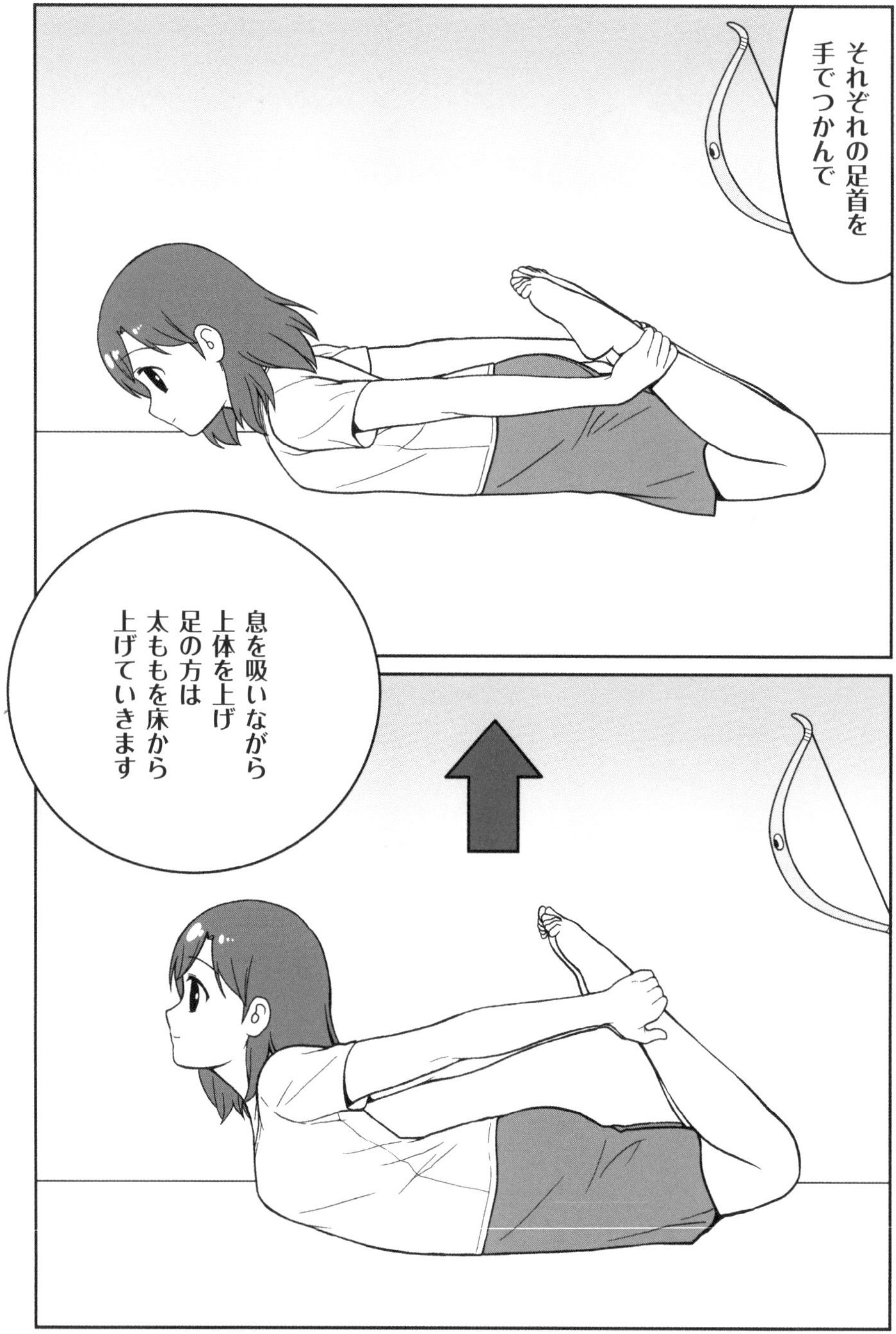
それぞれの足首を
手でつかんで
息を吸いながら
上体を上げ
足の方は
太ももを床から
上げていきます

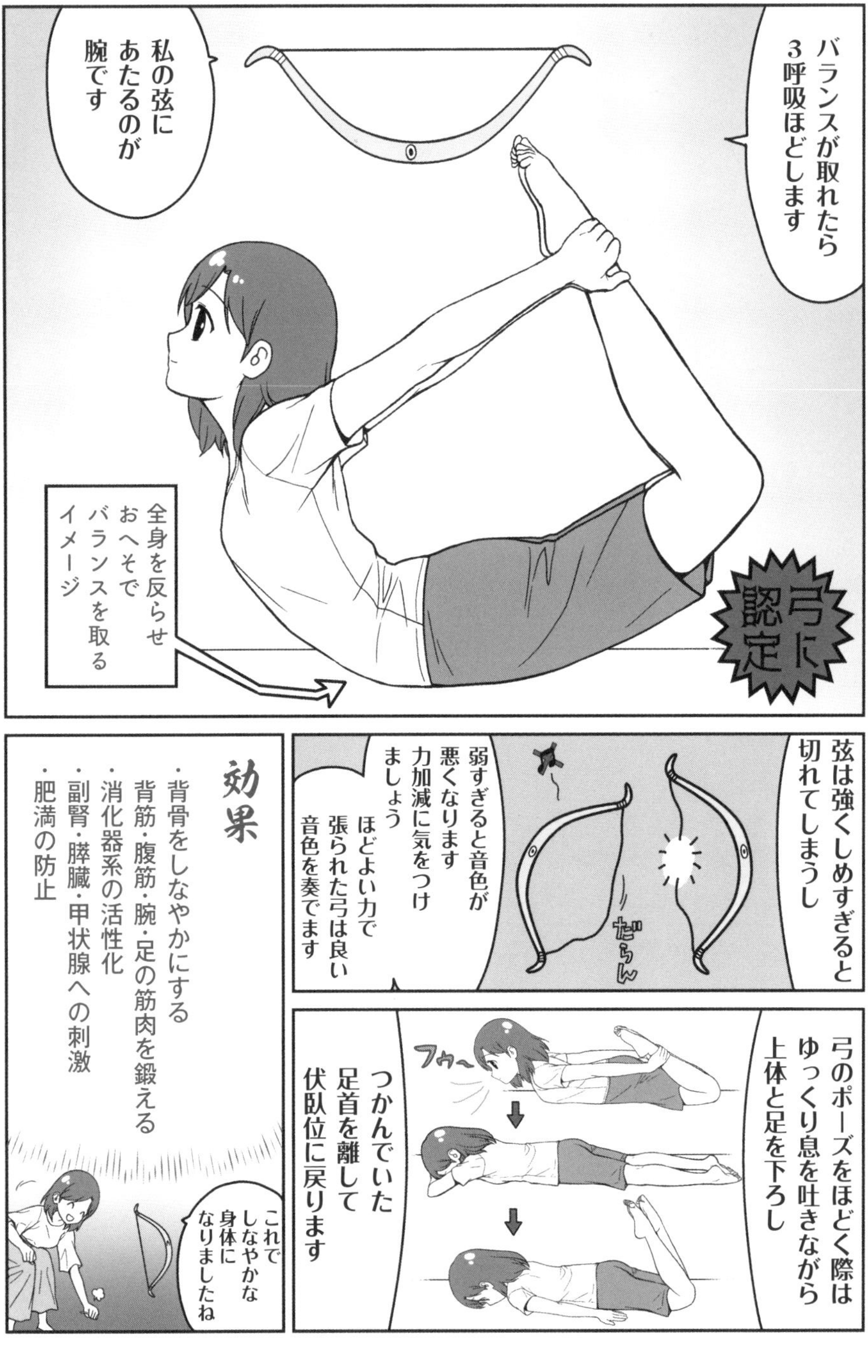
バランスが取れたら
3呼吸ほどします
私の弦に
あたるのが
腕です
全身を反らせ
おへそで
バランスを取る
イメージ
弓に
認定
弦は強くしめすぎると
切れてしまうし

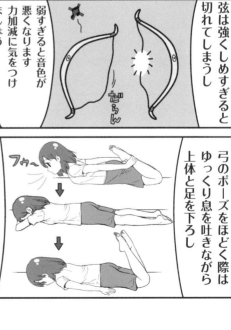

弱すぎると音色が
悪くなります
力加減に気をつけ
ましょう
ほどよい力で
張られた弓は良い
音色を奏でます

だらん

弓のポーズをほどく際は
ゆっくり息を吐きながら
上体と足を下ろし
フゥ〜
つかんでいた
足首を離して
伏臥位に戻ります

効果
・背骨をしなやかにする
・背筋・腹筋・腕・足の筋肉を鍛える
・消化器系の活性化
・副腎・膵臓・甲状腺への刺激
・肥満の防止

これで
しなやかな
身体に
なりましたね

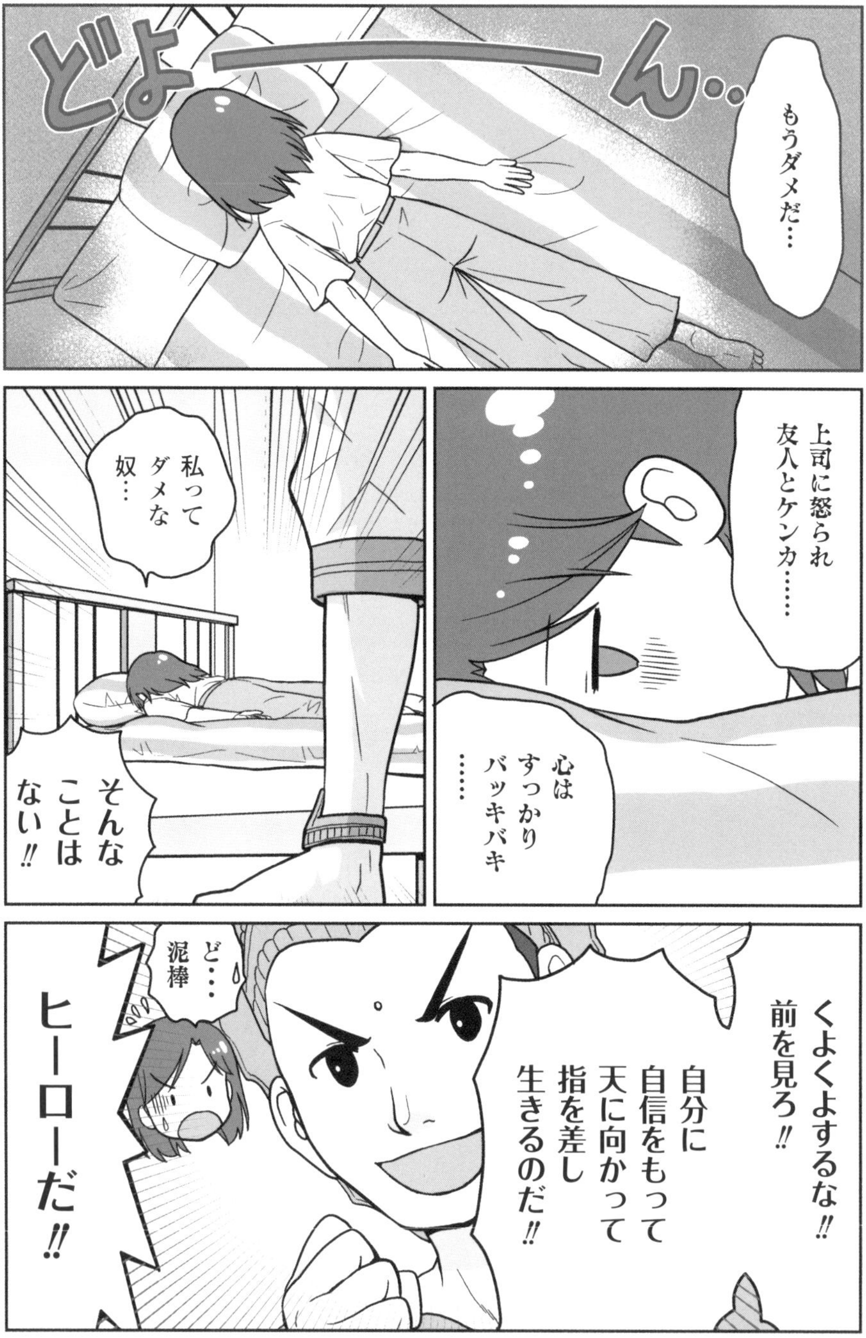
どよーーーん…
もうダメだ…
上司に怒られ友人とケンカ……
心はすっかりバッキバキ……
私ってダメな奴…
そんなことはない!!
くよくよするな!!前を見ろ!!
自分に自信をもって天に向かって指を差し生きるのだ!!
ど…泥棒
ヒーローだ!!

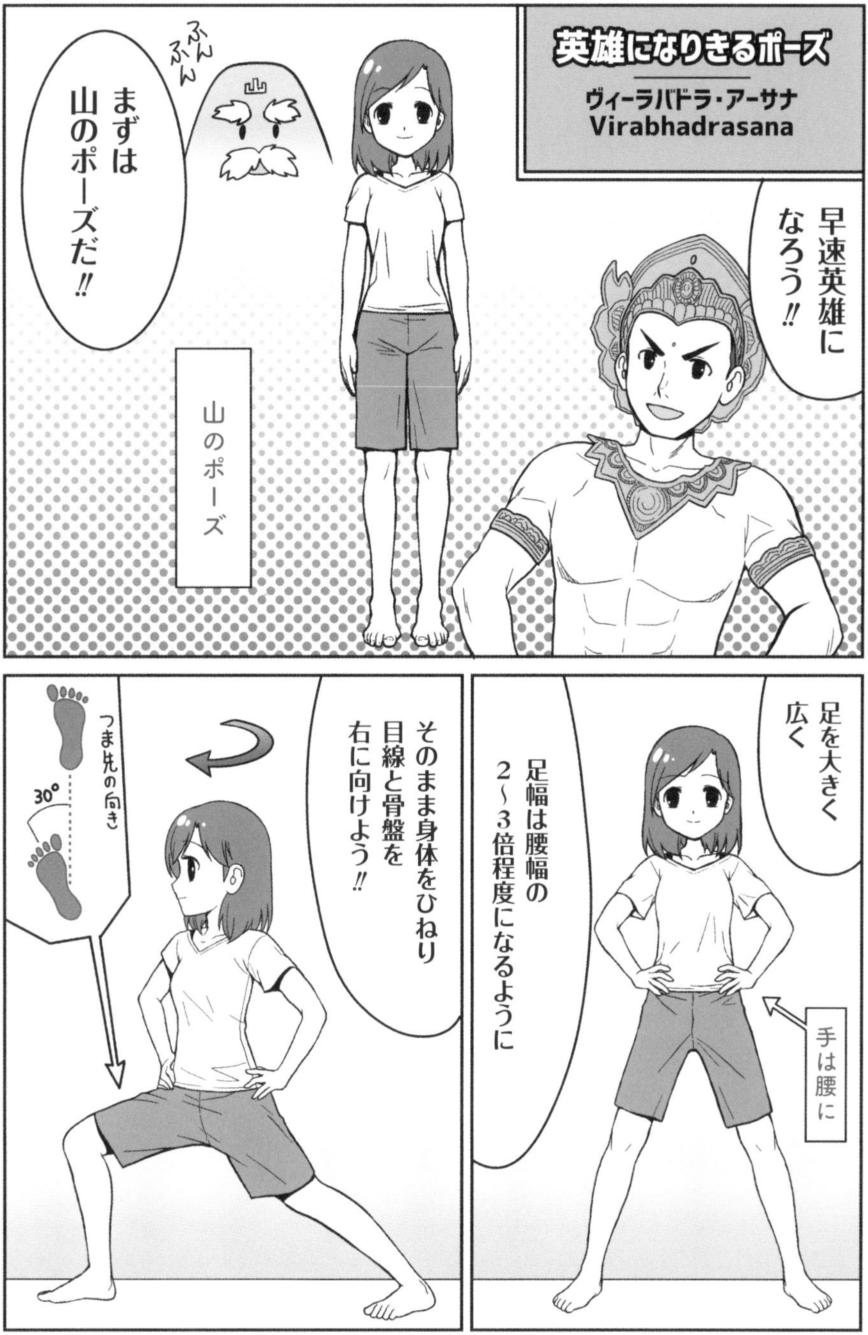
英雄になりきるポーズ
ヴィーラバドラ・アーサナ
Virabhadrasana
早速英雄になろう!!
山
ふんふん
まずは山のポーズだ!!
山のポーズ
足を大きく広く
足幅は腰幅の2〜3倍程度になるように
手は腰に
そのまま身体をひねり目線と骨盤を右に向けよう!!
つま先の向き
30°

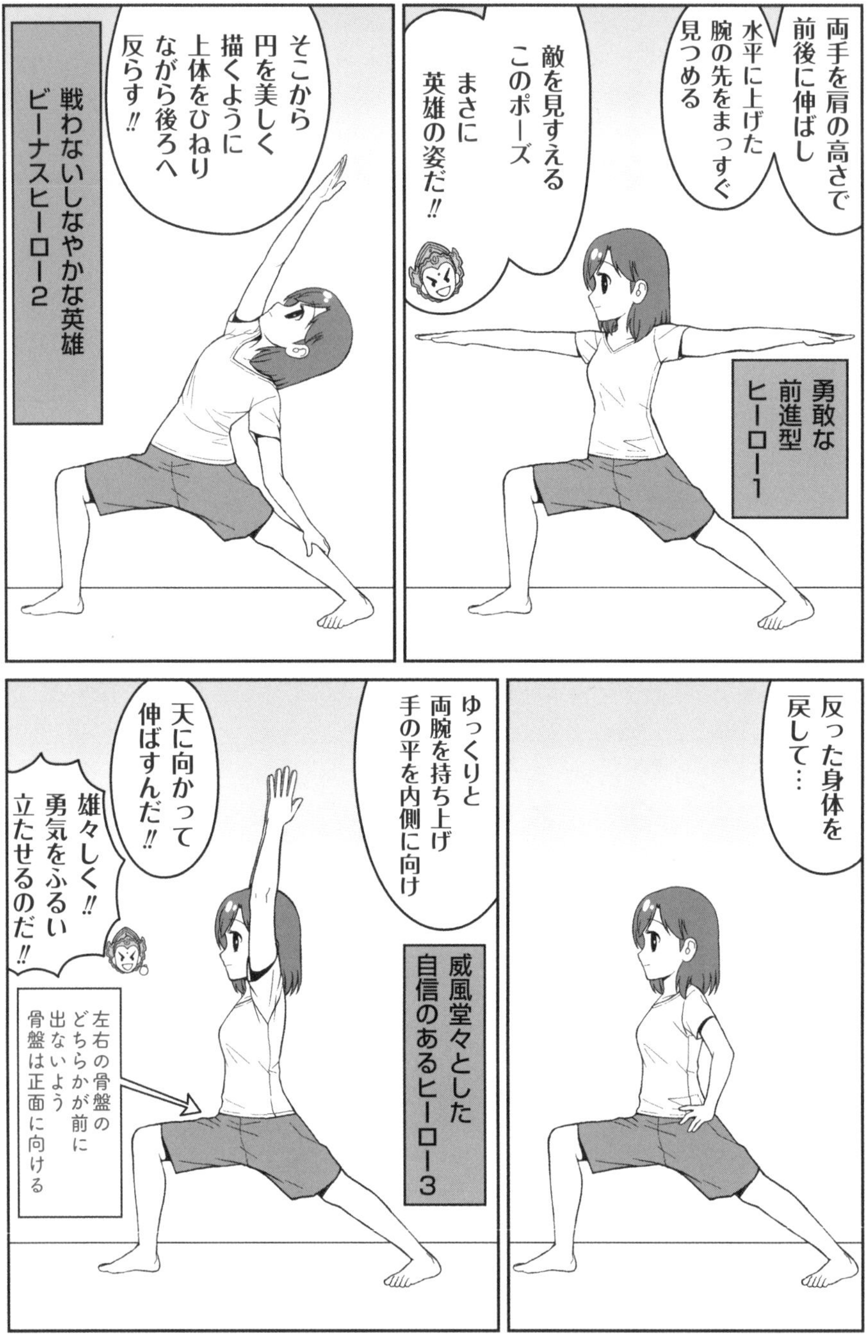

両手を肩の高さで前後に伸ばし水平に上げた腕の先をまっすぐ見つめる
敵を見すえるこのポーズ　まさに英雄の姿だ!!
勇敢な前進型ヒーロー1
そこから円を美しく描くように上体をひねりながら後ろへ反らす!!
戦わないしなやかな英雄ビーナスヒーロー2
反った身体を戻して…
ゆっくりと両腕を持ち上げ手の平を内側に向け
天に向かって伸ばすんだ!!
威風堂々とした自信のあるヒーロー3
雄々しく!!勇気をふるい立たせるのだ!!
左右の骨盤のどちらかが前に出ないよう骨盤は正面に向ける

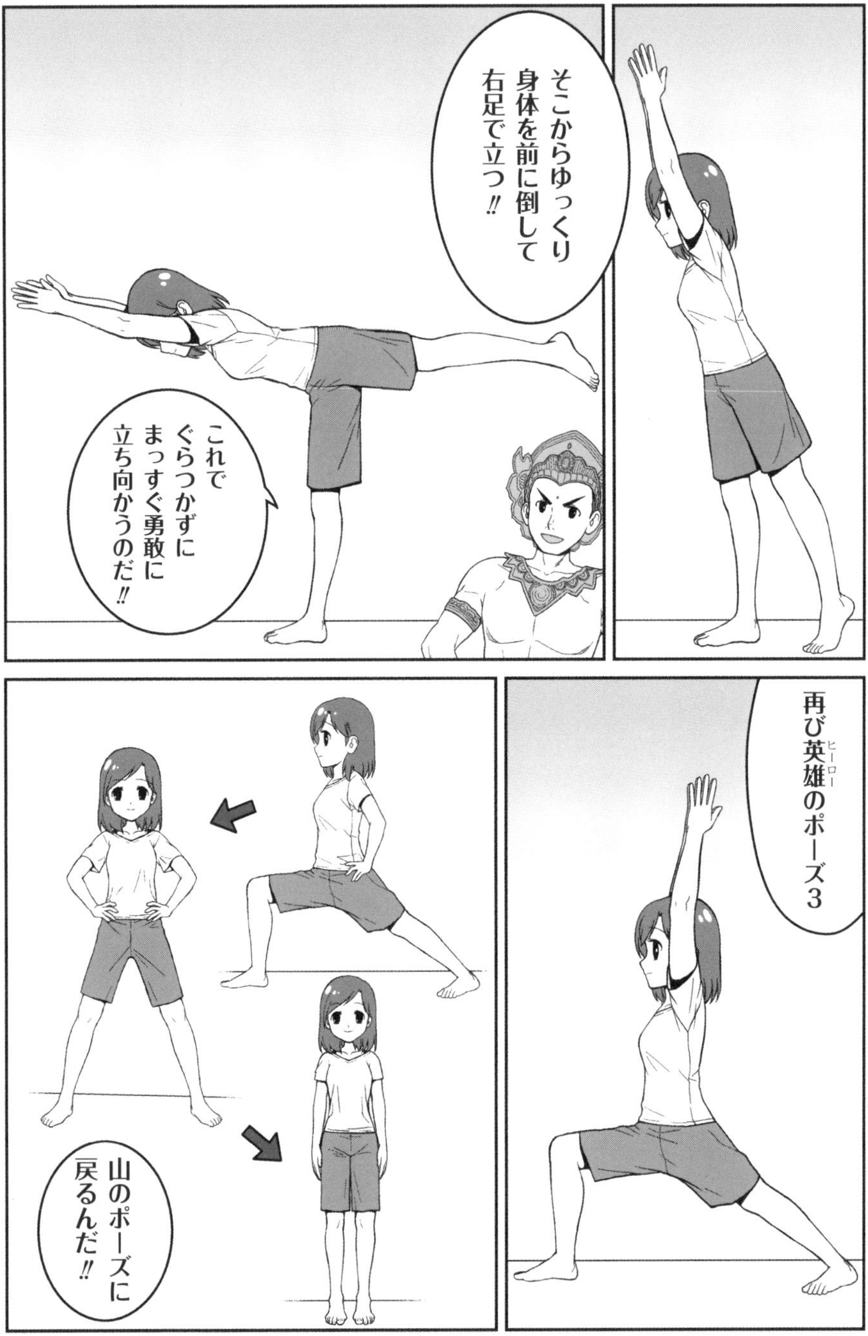
そこからゆっくり身体を前に倒して右足で立つ!!
これでぐらつかずにまっすぐ勇敢に立ち向かうのだ!!
再び英雄《ヒーロー》のポーズ3
山のポーズに戻るんだ!!

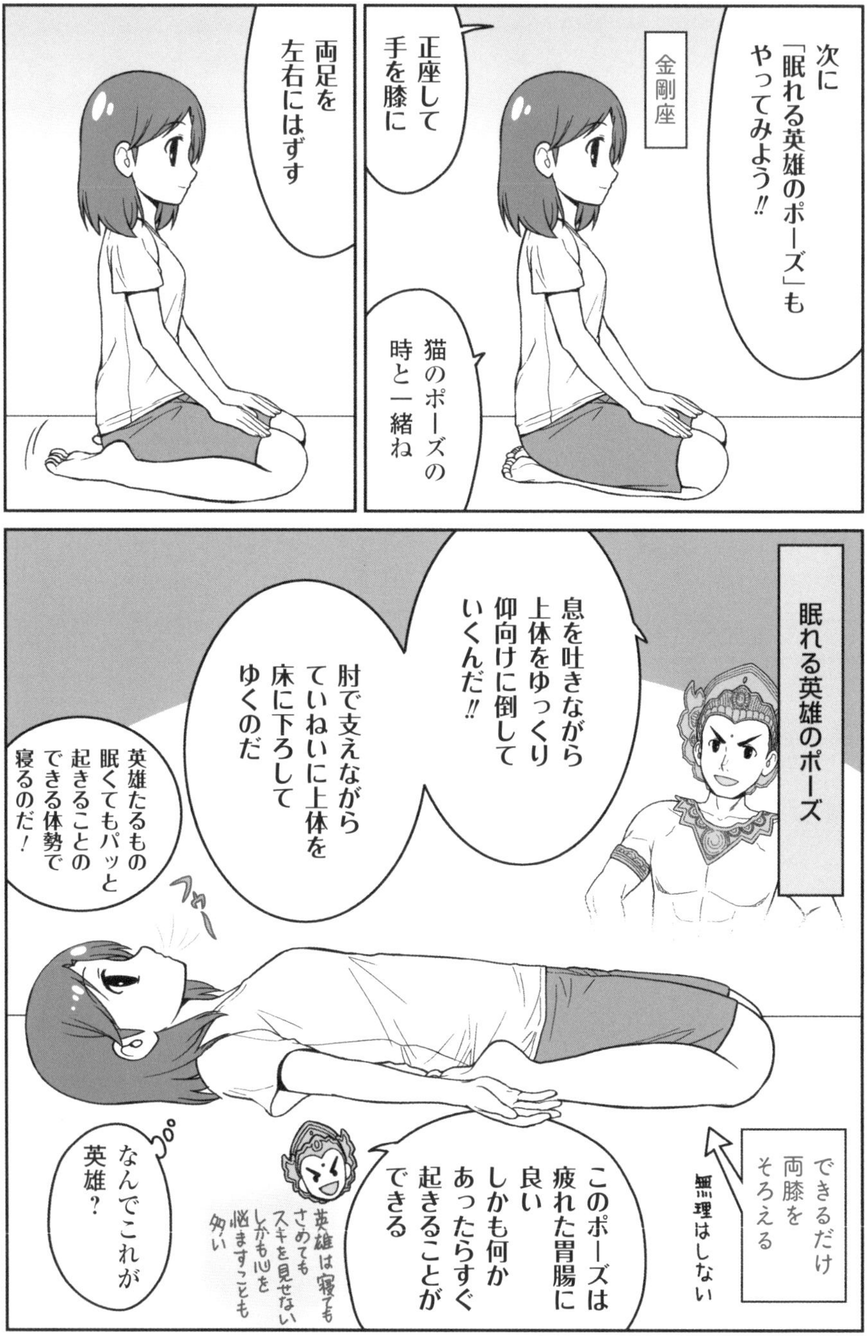
次に「眠れる英雄のポーズ」もやってみよう!!
金剛座
正座して手を膝に
猫のポーズの時と一緒ね
両足を左右にはずす
眠れる英雄のポーズ
息を吐きながら上体をゆっくり仰向けに倒していくんだ!!
肘で支えながらていねいに上体を床に下ろしてゆくのだ
英雄たるもの眠くてもパッと起きることのできる体勢で寝るのだ!
できるだけ両膝をそろえる
無理はしない
このポーズは疲れた胃腸に良いしかも何かあったらすぐ起きることができる
英雄は寝てもさめてもスキを見せないしかも心を悩ますことも多い
なんでこれが英雄?

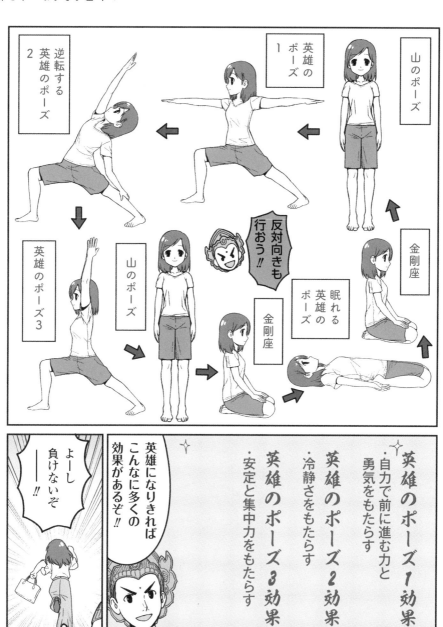

山のポーズ
英雄のポーズ1
逆転する英雄のポーズ2
英雄のポーズ3
山のポーズ
金剛座
眠れる英雄のポーズ
金剛座
反対向きも行おう!!

英雄のポーズ1効果
・自力で前に進む力と勇気をもたらす
英雄のポーズ2効果
・冷静さをもたらす
英雄のポーズ3効果
・安定と集中力をもたらす
英雄になりきればこんなに多くの効果があるぞ!!

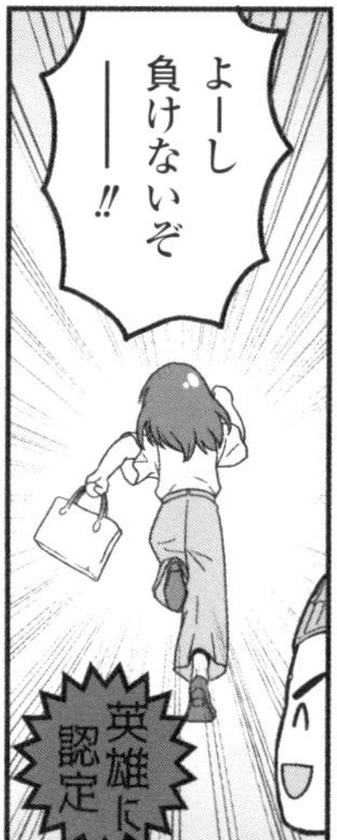
よーし負けないぞ――!!
英雄に認定

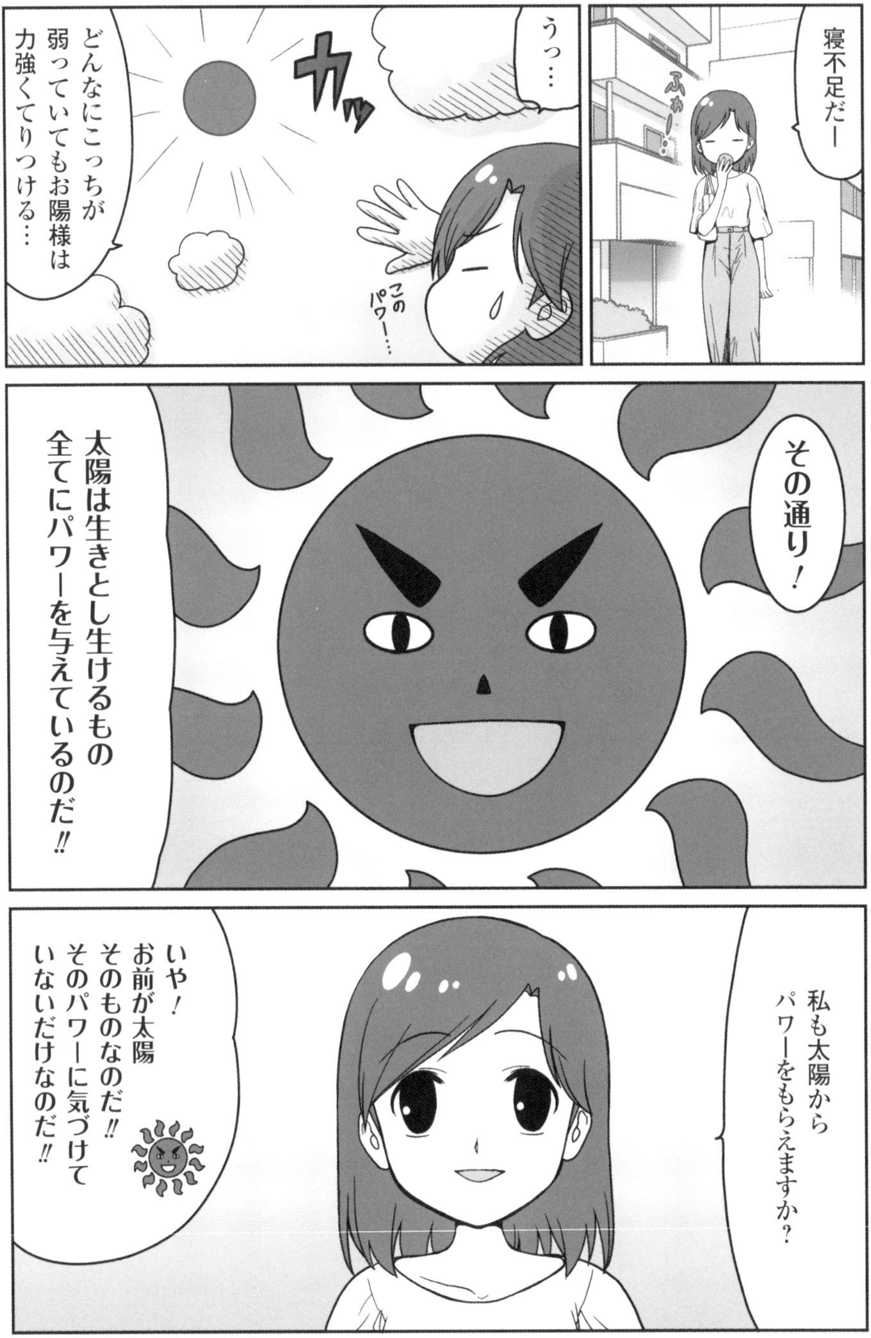
寝不足だー
ふぁー!!
うっ…
カッ
このパワー…
どんなにこっちが弱っていてもお陽様は力強くてりつける…
その通り!
太陽は生きとし生けるもの全てにパワーを与えているのだ!!
私も太陽からパワーをもらえますか?
いや!
お前が太陽そのものなのだ!!
そのパワーに気づけていないだけなのだ!!

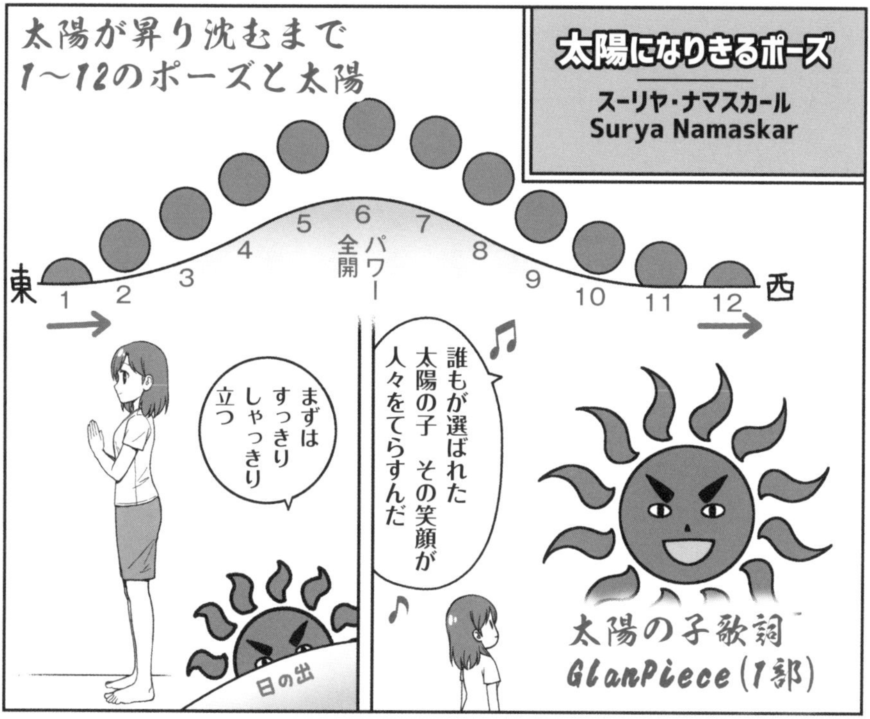
太陽になりきるポーズ
スーリヤ・ナマスカール
Surya Namaskar
太陽が昇り沈むまで
1〜12のポーズと太陽
東
西
1
2
3
4
5
6
7
8
9
10
11
12
パワー全開
誰もが選ばれた
太陽の子　その笑顔が
人々をてらすんだ
太陽の子歌詞
GlanPiece(1部)
まずは
すっきり
しゃっきり
立つ
日の出

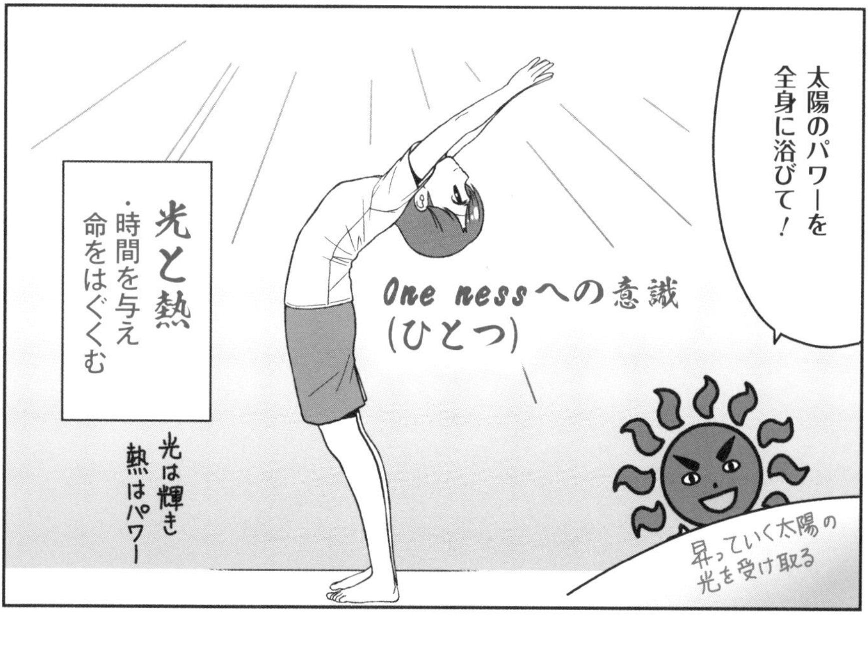
太陽のパワーを
全身に浴びて！
光と熱
・時間を与え
命をはぐくむ
One nessへの意識
(ひとつ)
光は輝き
熱はパワー
昇っていく太陽の
光を受け取る

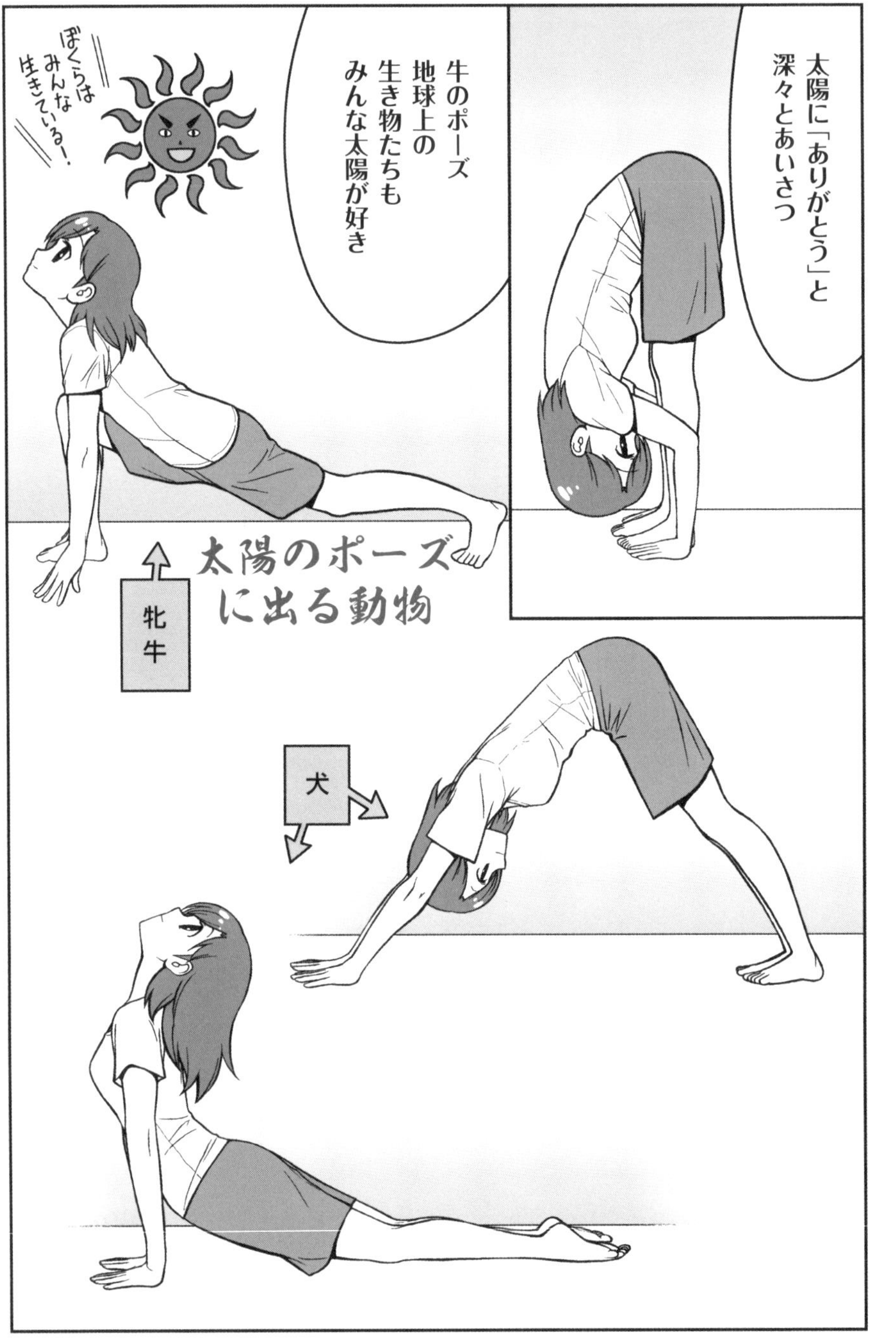

太陽に「ありがとう」と
深々とあいさつ
牛のポーズ
地球上の
生き物たちも
みんな太陽が好き
ぼくらは
みんな
生きている！
太陽のポーズ
に出る動物
牝牛
犬

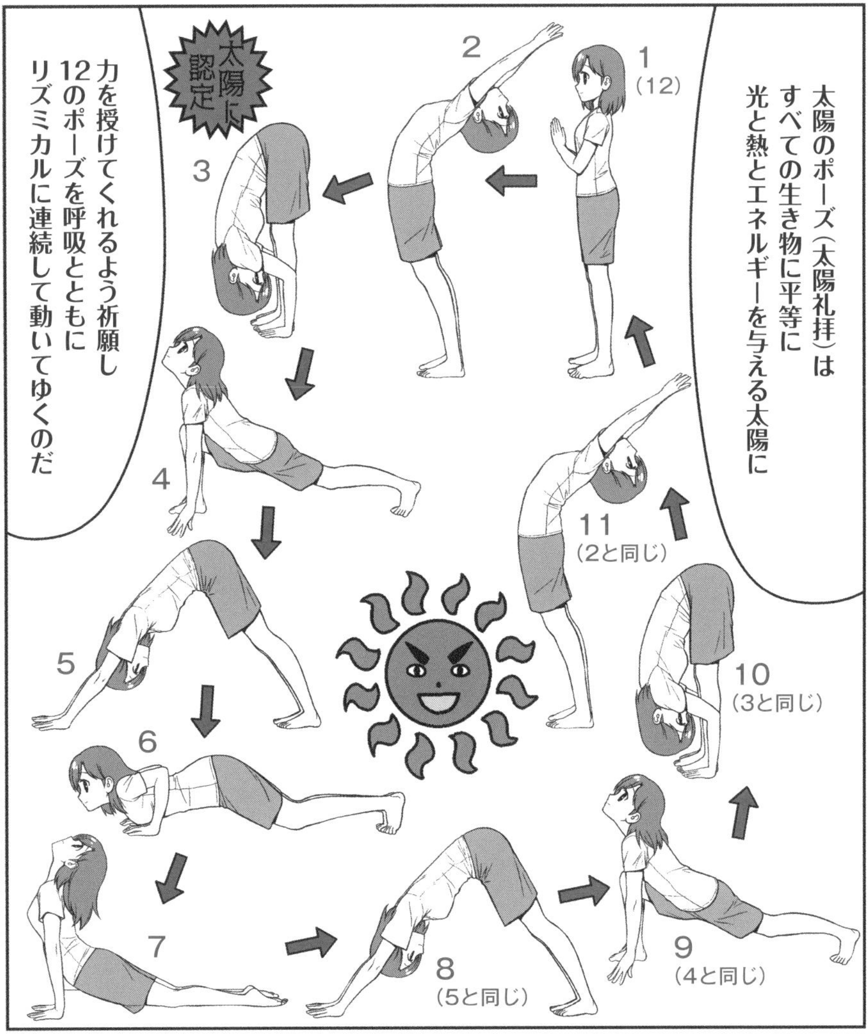
太陽のポーズ（太陽礼拝）は
すべての生き物に平等に
光と熱とエネルギーを与える太陽に
1
（12）
2
太陽に認定
3
4
5
6
7
8
（5と同じ）
9
（4と同じ）
10
（3と同じ）
11
（2と同じ）
力を授けてくれるよう祈願し
12のポーズを呼吸とともに
リズミカルに連続して動いてゆくのだ

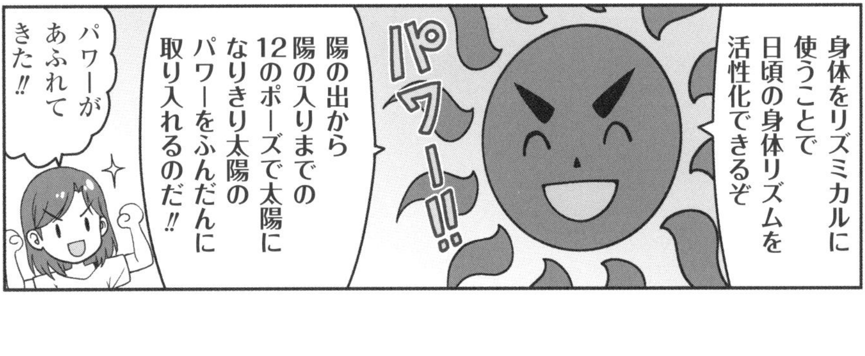
身体をリズミカルに
使うことで
日頃の身体リズムを
活性化できるぞ
パワー‼
陽の出から
陽の入りまでの
12のポーズで太陽に
なりきり太陽の
パワーをふんだんに
取り入れるのだ‼
パワーが
あふれて
きた‼

COLUMN

ヨガのポーズの種類について

その昔、ヨガのポーズは長時間瞑想するのに快適に座るためのもので、バリエーションもほとんどありませんでした。しかし、時代の変化とともにたくさんのポーズが考案され、現在では生き物の数だけポーズがあるとも言われています。なぜ増えていったのか。それは人々が様々な生き物や自然を見て願望を持つようになったからなのです。鳥みたいになって、空を自由に羽ばたいてみたい。亀みたいにマイペースで生きてみたい。そうして人々の願いはどんどん広がっていき、動物や植物だけではなく、テーブルなどの道具、そして聖者や英雄のポーズまで生み出すことになったのです。
だからこそ、重要なのは「名は体を表す」という言葉のようにそれぞれのポーズになりきることなのです。なりきりヨガはいつでもどこでもできます。大切なのは心がそのポーズと同化すること。
ヨガウェアに着替えなくても、思い立ったらすぐ実践することができます。ヨガは心との向き合い方が大事だと言いましたが、ヨガを行う際に心がけることは、たったこれだけです。

①女優や男優のようにその役やものになりきること
②イメージによって理想の自分になれると信じること
③つべこべ言わずにやってみること

少しできるようになったら、次は呼吸と身体を緊張しないように意識してみてください。自然のパワーを感じたり、素敵な自分にうっとりする瞬間があれば、あなたはなりきりヨガの免許皆伝に近づいているということです。見違えるようになったあなたは、自分を見る周りの人の目も変わっていることに気づくことでしょう。
そして、人生はどんどん好転するはず。人生はなりきったもの勝ち！

第2章

なりきり呼吸法

座ったままで健康と美しさを手に入れる

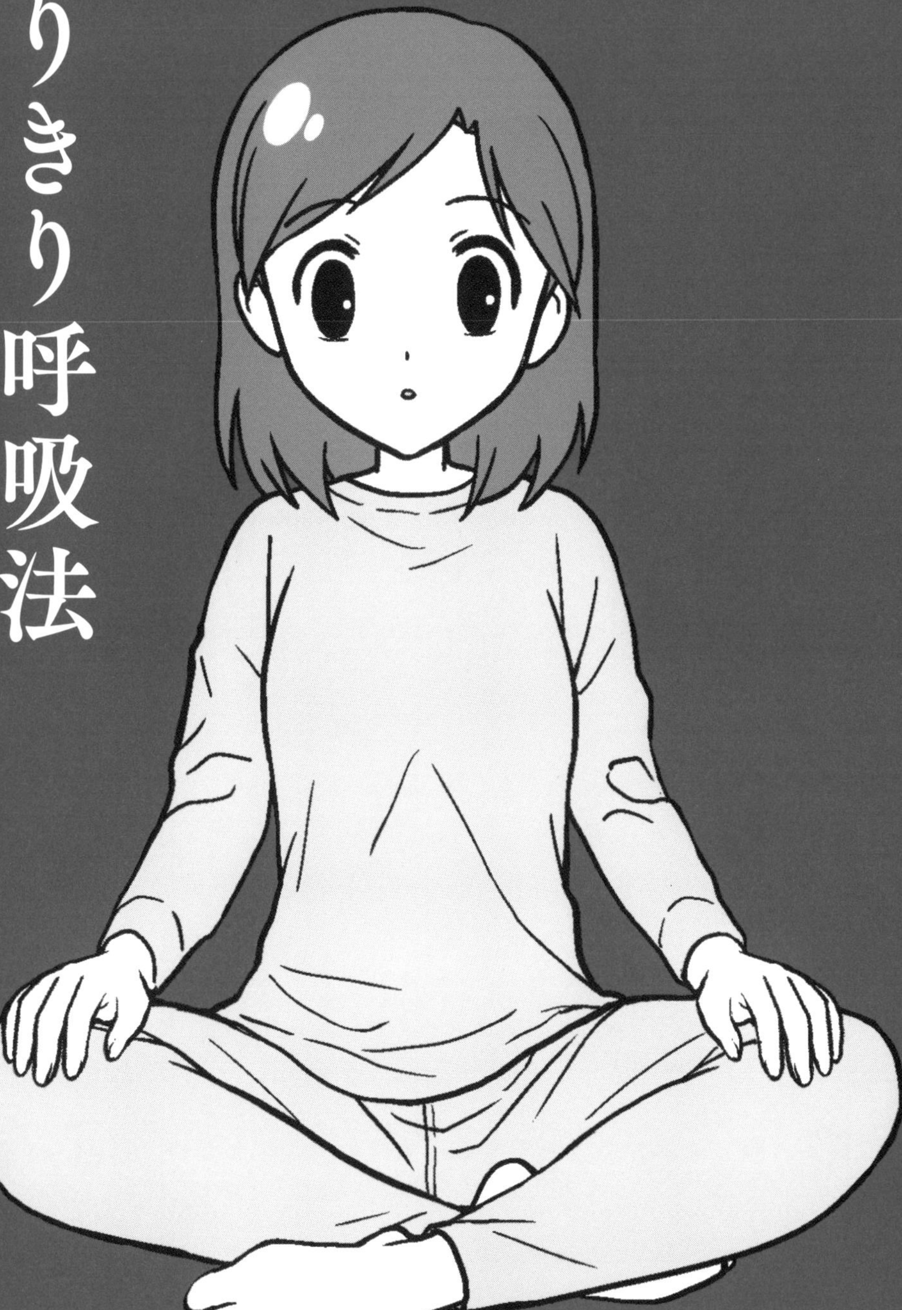

呼吸法① 満腹になりきる呼吸（シータリー呼吸）

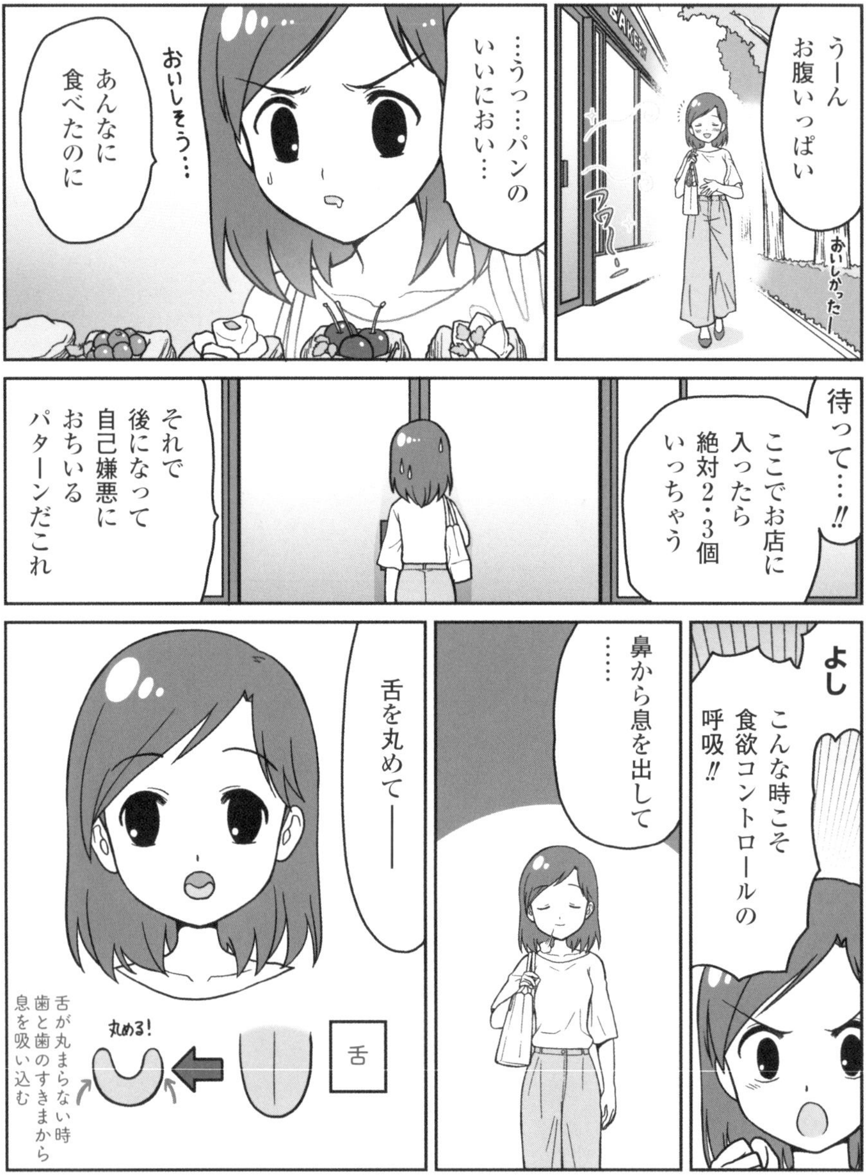
うーん
お腹いっぱい
おいしかったー
…うっ…パンの
いいにおい…
おいしそう…
あんなに
食べたのに
待って…!!
ここでお店に
入ったら
絶対2・3個
いっちゃう
それで
後になって
自己嫌悪に
おちいる
パターンだこれ
よし
こんな時こそ
食欲コントロールの
呼吸!!
鼻から息を出して
……
舌を丸めて——
舌
丸める!
舌が丸まらない時
歯と歯のすきまから
息を吸い込む

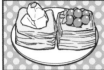

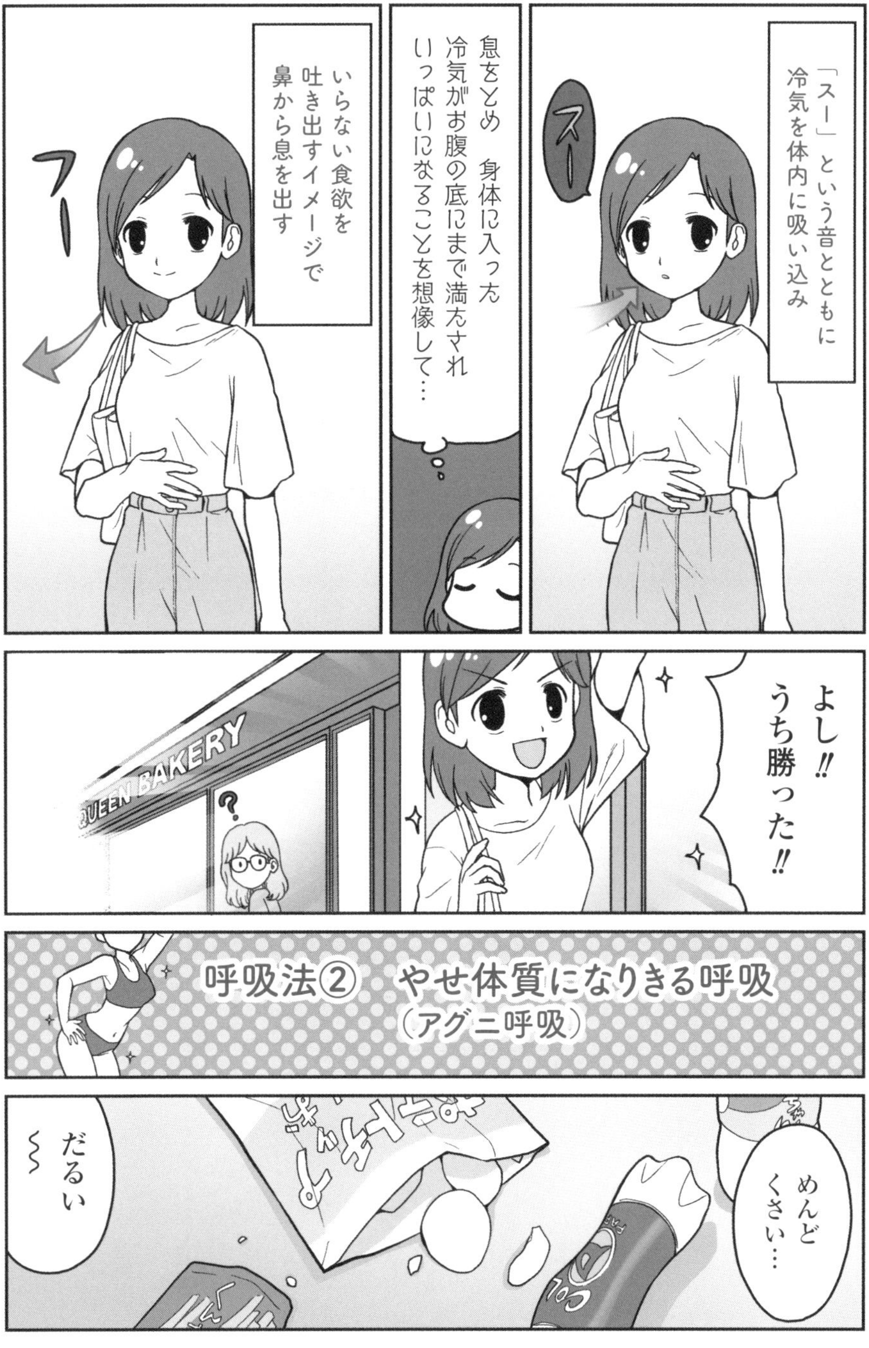
「スー」という音とともに冷気を体内に吸い込み
スー
息をとめ　身体に入った冷気がお腹の底にまで満たされいっぱいになることを想像して…
いらない食欲を吐き出すイメージで鼻から息を出す
フー
よし!! うち勝った!!
QUEEN BAKERY
?
呼吸法②　やせ体質になりきる呼吸
（アグニ呼吸）
めんどくさい…
だるい〜

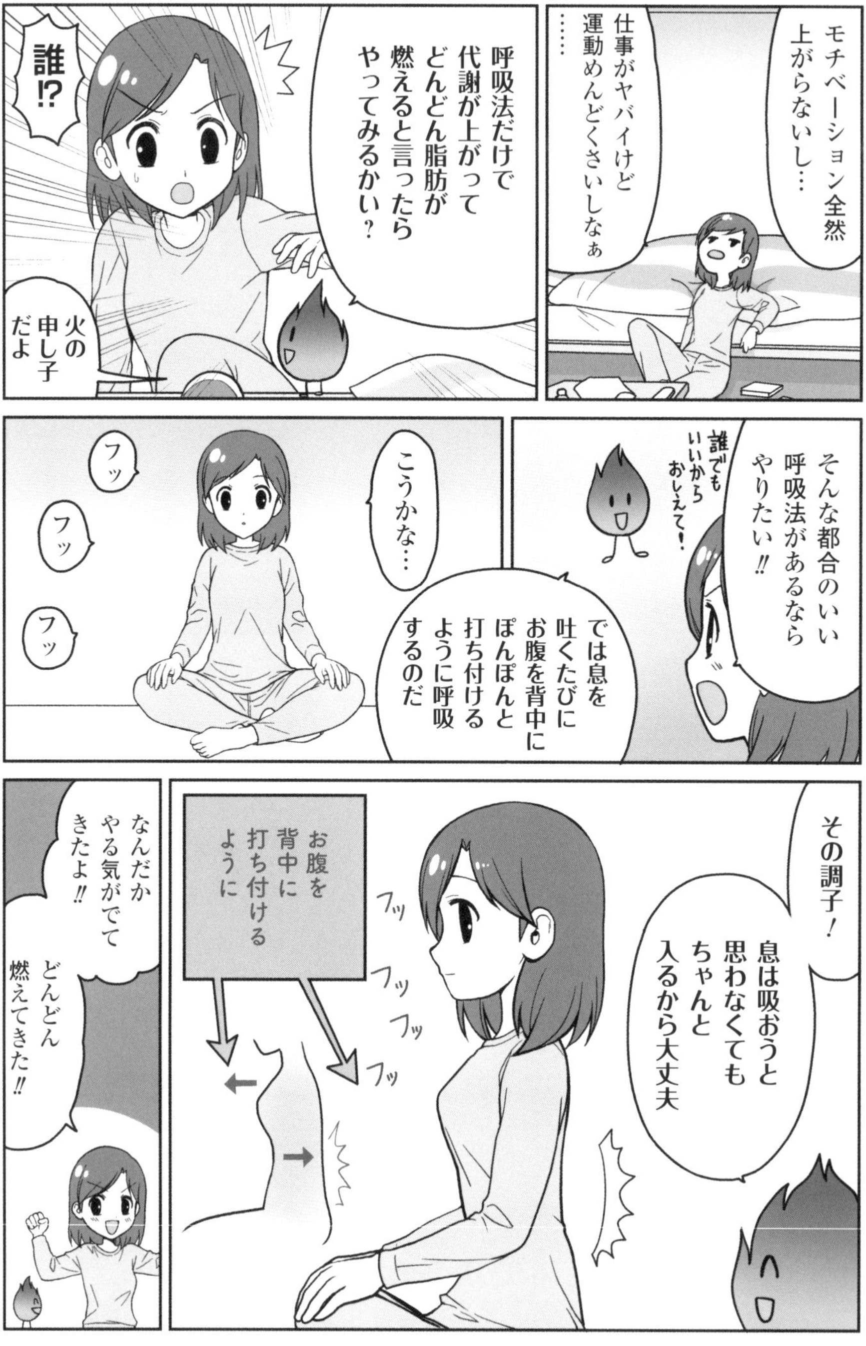

モチベーション全然上がらないし…
仕事がヤバイけど運動めんどくさいしなぁ……
呼吸法だけで代謝が上がってどんどん脂肪が燃えると言ったらやってみるかい？
誰!?
火の申し子だよ
そんな都合のいい呼吸法があるならやりたい!!
誰でもいいからおしえて!
では息を吐くたびにお腹を背中にぽんぽんと打ち付けるように呼吸するのだ
こうかな…
フッ
フッ
フッ
その調子!
息は吸おうと思わなくてもちゃんと入るから大丈夫
お腹を背中に打ち付けるように
フッ
フッ
フッ
フッ
なんだかやる気がでてきたよ!!
どんどん燃えてきた!!

呼吸法③　やる気そのものになりきる呼吸（ウジャイー呼吸）

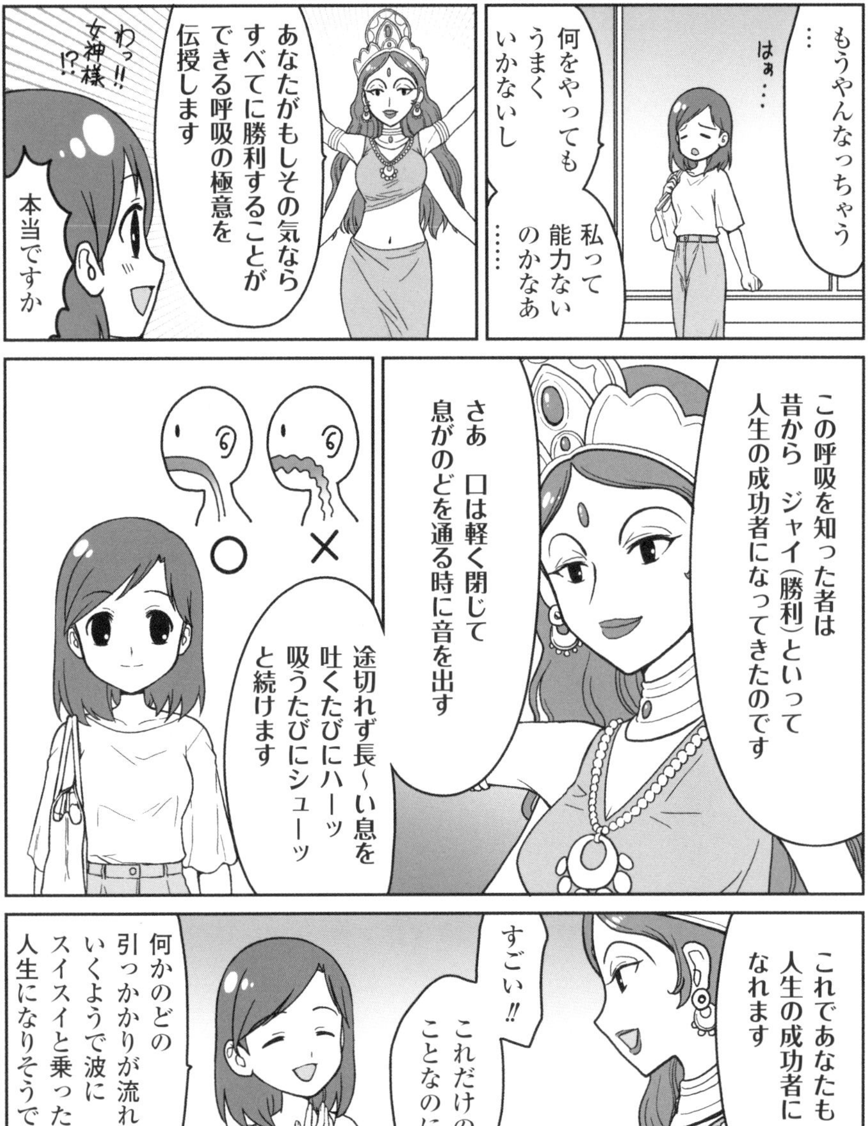
もうやんなっちゃう…
はぁ…
何をやってもうまくいかないいし
私って能力ないのかなあ……
あなたがもしその気ならすべてに勝利することができる呼吸の極意を伝授します
わっ!! 女神様!?
本当ですか
この呼吸を知った者は昔から　ジャイ（勝利）といって人生の成功者になってきたのです
さあ　口は軽く閉じて息がのどを通る時に音を出す
✕
○
途切れず長〜い息を吐くたびにハーッ 吸うたびにシューッと続けます
これであなたも人生の成功者になれます
すごい!!
これだけのことなのに
何かのどの引っかかりが流れていくようで波にスイスイと乗った人生になりそうです

呼吸法④　精神安定になりきる呼吸

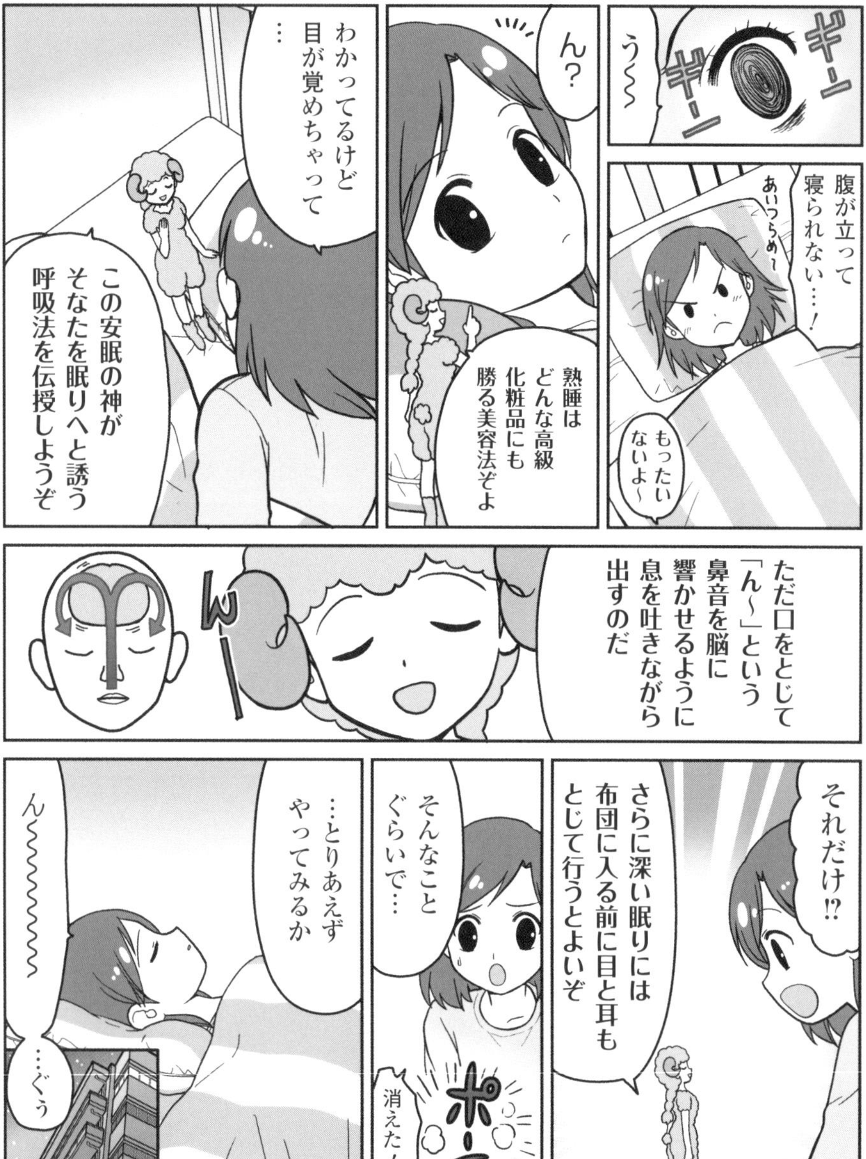
ギーン
ギーン
う〜
腹が立って寝られない…！
あいつらめ〜
もったいないよ〜
ん？
熟睡はどんな高級化粧品にも勝る美容法ぞよ
わかってるけど目が覚めちゃって…
この安眠の神がそなたを眠りへと誘う呼吸法を伝授しようぞ
ただ口をとじて「ん〜」という鼻音を脳に響かせるように息を吐きながら出すのだ
ん〜
それだけ!?
さらに深い眠りには布団に入る前に目と耳もとじて行うとよいぞ
そんなことぐらいで…
ポーン
消えた！
…とりあえずやってみるか
ん〜〜〜〜〜
…ぐぅ

呼吸法について

ヨガは呼吸法をとても大切にします。とくに「吐くこと」こそ呼吸の極意とまで言われます。なぜなら、頑張って息を吸おうとしなくても、吐けば息は自然に入ってくるからです。呼吸という言葉も「吐いて（呼気）吸う（吸気）」という順番になっています。きっとこれは、昔の日本人もまず吐くことが大切だということを知っていたからでしょう。

ヨガの実践者たちは、長い歴史の中で呼吸を観察し、生体と呼吸との間に深い関係があることを発見しました。呼吸の速度の速い鳥や犬やウサギは短命で、呼吸の速度が遅い蛇や象や亀は長寿であること。また、感情が興奮していると呼吸は速く荒々しくなり、さらには過呼吸になるということ。平静でいると呼吸はゆっくり穏やかであること。精神的な活動時は、左の鼻腔からの息の流れが多くなり、肉体的な活動時は、右の鼻腔からの息の流れの量が多くなること。夜眠っているときは、スヤスヤとした呼吸で呼気が深くなり、頑張っているときや対人関係や外部との交流が多くちょっぴり頑張っているときは吸気の方が優勢になっていることなどを発見し、呼吸が感情と深くつながっていると気づきました。

彼らは呼吸を変えれば感情の状態を自由にコントロールできると確信して感情のコントロール法としていろいろな呼吸法を考案しました。さらにプラーナは気のこと、アーヤーマはコントロールを意味するため、呼吸法のことをプラーナーヤーマと名づけました。

気には元気・本気・根気・やる気・生気などありますが、ヨガの実践者たちは、呼吸で気そのものに変化を起こす極意を身につけたのです。つまり呼吸を変えれば心が変わるのです。心の状態が変わると身体が変わります。「呼吸を変えれば、心が変わり、身体が変わり、行動が変わる」これが呼吸の秘密です。ヨガでは吐いて吸ってを昔から科学として捉えていたのです。さあ、あなたも呼吸の神秘的な力を使って思い通りの人生を楽しんでみませんか。

満腹になりきる呼吸（シータリー呼吸）について

美味しそうな匂いに誘われてついつい食べ過ぎちゃう。スイーツは別腹だから仕方ない…そんな自分から卒業しよう！　食べ過ぎることなく満腹になれる呼吸法です。舌を丸めて「シー」と音を立てながら息を吸い込み、お腹いっぱいになることを想像しましょう。そして吐く息と一緒に食欲も吐き出してしまいます。

この呼吸は、もともと「シータリー（冷却）呼吸法」と呼ばれるものです。この呼吸を行うことで、暑い日にはたちまち涼しくなることでしょう。また、それだけではなく、美味しそうな匂いの店の前を通りすぎるときにもすぐに食欲が収まるという効果があります。そして、ありがたいことに女子に時々出現する「別腹」にも効果があります。やり方はただ舌を丸めて「シー」という音とともに外気を吸い込んで息を止め、その後息をゆっくりと鼻から吐き出すだけです。そう、これを数回やるだけの呼吸法です。

でもちょっと待って！　ただ舌を丸めて「シー」と吸って吐く、もちろんそれだけでもよいのですが、イメージを使うことでこの呼吸がもっと効果的になるのです。自分が満たされているイメージを持ちながら、「シー」という音とともに息を吸います。そして息をしばらく止めている間、満たされた感が身体や心に充満していくのを想像しましょう。そして鼻から息を吐くときは、不満、満たされない感情、イライラもみんな消えて出ていくと想像します。このイメージを持つことで満腹感を得られるだけではなく、ネガティブな感情も吐き出すことができます。食欲も過熱した感情もたちどころにクーリングする呼吸法です。ぜひ一度やってみてください。きっとこの効果に驚くことでしょう。

それから舌が丸まらない人は、歯と歯の隙間から「スー」と音を立てて冷気を吸い込んでいくように行いましょう。これはシートカーリーと呼ばれる方法で、効果はシータリーと同様です。

やせ体質になりきる呼吸（アグニ呼吸）について

お腹の肉をつまんだりしない。太ってるなんて卑下しない。代謝を上げ、我慢せず好きなものを食べながら、生き生きと輝いている自分になれる呼吸法です。

おへそを背中に打ち付けるように意識しながら鼻から息を吐く、この動作を無理のないペースで、ただ繰り返すだけです。これは、燃える「火の呼吸」、燃焼の呼吸です。身体が冷え切っているようなときにこの呼吸を行えば、あなたの身体に火がつき、燃える身体になるのです。それにより、どんなものも焼き尽くしてしまうようになります。罪悪感を持ちながらついつい食べ過ぎてしまったときや少し重い物を食べたときもこの呼吸ですっかりしっかりちゃっかり燃やしてしまいましょう。

呼吸は、寝ているときも自律神経の働きによって行われ、私たちは息が止まることもなく生きています。ありがたいことです。でも呼吸は感情などにすぐ振り回されやすい性質をもっています。イライラすると吸う息が速くなり、つらいと思うと重く沈んだため息に。呼吸１つで自分の感情や身体の状態をコントロールできることをヨガではとっくの昔に見つけています。燃える身体を手に入れるための呼吸法がヨガにはあるのですから、代謝が悪いから痩せにくいとか言う前にやってみましょう。

昔のヨガの行者もお腹の肉が気になったらすぐにこの火の呼吸をやっていたかもしれませんね。コツは簡単です。まずは出すこと、つまり息を吐くことだけに集中します。フッフッと息を吐くたびにお腹を背中に打ち付けるように鼻から出します。吸うことは気にしないでください。吐くと自然に息が肺に入っていきますから。吸おうという思いは忘れてください。つまりひたすら出して、出して、出しまくる。この呼吸は身体や気分が重いときや気分が乗らないようなとき、冷えている身心を温め元気にもする呼吸です。別名解毒の呼吸です。

やる気そのものになりきる呼吸（ウジャイー呼吸）について

「だるい」とか「無理」なんて言うネガティブな言葉は私には似合わない。いつも前向きでポジティブでいたい。息を吸うときと吐くときに、「シュー」という、さざ波のような音を喉の奥で響かせる呼吸です。「ウジャイー」と呼ばれるこの呼吸法は、インドの言葉で勝利や成功を意味します。

特徴は音。呼吸の通り道である気道の入り口、声帯と呼ばれる空間に声門があるのですが、日頃私たちは、この声門を開けたり閉めたりして空気の通りをコントロールしています。声門は、深呼吸をする際に大きく開き、発声する際に閉まります。ウジャイーはこの門を狭くして、空気が通るときに音を発生させます。つまり、空気が通る際に摩擦音を出すわけです。この呼吸は、メンタル面への効果も絶大であると言われています。ストレスで呼吸が浅くなった状態でもまるで波のような音が心を落ち着け、呼吸のバランスを整え自律神経の乱れを整えます。そして自信が湧き、様々な問題を乗り切り、本当の意味で人生において成功（ウジャイー）できるのです。

いきなり音を出すのが難しい方も感覚を掴むための方法があるので恐れず挑戦してみましょう！

では、準備の呼吸から始めてみましょう。まず、楽な姿勢をとります。次に下腹部を引き締め、その状態のまま鼻から息を吸います。最後に息を吸いきったら鼻からゆっくり長く吐き出します。これらが無理なく行えたら次に進みましょう。

①楽な姿勢をとります。②下腹部を引き締め、その状態のまま鼻から息を吸います。③手のひらを鼻の前に出して、「ハー」と7～8秒程度温かい息を手に吹きかけます。④この呼吸を5回程度行い、喉の奥をしめる感覚を身につけます。⑤その感覚のまま息を喉の奥に当てるイメージで、ゆっくり「シュー」と喉を響かせるようにして鼻から息を吐きます。慣れてきたら吸うときも同様に音を出しましょう。

精神安定になりきる呼吸（ブラーマリー呼吸）について

寝る前に嫌な出来事を思い出した。心配事が気になって眠れない。そんなときでも頭の中の洗濯機がブルブルと振動して、すべて洗い流してくれる呼吸法。息を吐くたびに、ハチの羽音のように「ん〜」という音を出し、その振動を感じながら自分の頭の中にある余計な考えを洗い流す。この呼吸法を「ブラーマリー」と言います。ハチの羽音と聞くと「ぶーん」とうるさい音をイメージしてしまう方がいるかもしれません。この呼吸はちょっと違います。「ぶーん」ではなく、「ん〜」という音を鼻から頭に抜けていくように出していきます。そうすることで、その振動が頭蓋骨を刺激し脳の中をきれいにしてくれるのです。まるで頭の中の洗濯機が動き出して、ブルブルと振動しながらネガティブな感情を洗い流してくれるようなイメージです。

ああでもない、こうでもないと悩んで一杯一杯になって気が重くなったり、その日にしてしまった失敗のことを考えて眠れなくなったときも、ブラーマリーで洗い流し、いらない感情をきれいさっぱり洗い流してしまいましょう。

さらにこの呼吸は、自律神経の副交感神経を優位にするので、ストレスを緩和しリラックス効果が生まれ、不眠の解消や疲労回復にも大きな効果を発揮してくれます。ブラーマリーを使って頭の中の超微細な振動をする洗濯機を稼働させ、素敵な明日を迎えましょう！

やり方をおさらいします。

①楽な姿勢を取ります。②鼻から吸って鼻から吐く鼻呼吸を行います。③息を鼻から吐くときに「ん〜」という音を鼻から抜けていくハミングのように出します。④音量や音程そしてリズムはお好みで構いません。少しの間続けます。⑤慣れてきたら耳を抑え、頭の中で一番心地よい響きを見つけましょう。⑥音の振動を細く長くしながら、その振動を身体の内側で感じていくようにしましょう。

COLUMN

他にもあるさまざまな呼吸法

呼吸が単なる酸素を取り入れる作業だと思っていたら、本当にもったいない！　ことです。
プラーナーヤーマ（呼吸法）とは気のコントロールという意味を覚えていますか。何度も繰り返しますが、呼吸は心と身体に大きな影響を与えるものです。実は昔のヨガの聖典にも数多くの呼吸法が紹介されています。死とは息を引き取るとも言います。昔から今に至るまで、ただ呼吸をするだけではなく意味をもった呼吸法を大切にしてきました。ヨガの呼吸では、左右の鼻腔がそれぞれ役割を持っていることも重要な鍵であると考えられています。右の鼻腔だけで呼吸を行うとパワーがみなぎり、やる気が湧いてきます。右の鼻腔での呼吸を太陽の呼吸と呼びます。また、左の鼻腔だけで呼吸を行うと、感性などが鋭くなると考えられています。左の鼻腔での呼吸は月の呼吸と呼びます。左脳と右脳のバランスを図り調和を整えるときは、左右交互の呼吸法が勧められます。
呼吸のリズムも重要です。たとえば、「４のカウントで吸い、７のカウントで止め、８カウントで吐く」のリズムで行う呼吸は、天然の精神安定剤とも呼ばれます。
さらにお釈迦様も呼吸法で悟ることができるとし、アーナーパーナサティと言われるひたすら吸う息と吐く息を見守り続ける呼吸を大安般守意経という経典に示されています。呼吸に意識を集中すると雑念が消えていくとされ、今でも数息観や随息観として座禅のときにも推奨されています。日本のヨガの先駆者、中村天風は「肛門を締め、下腹部に力を込め、肩の力を抜く」という3つの動作を同時に行い呼吸することで、全身の血液循環が良くなり、肉体的な効果だけでなく頭脳や回復力が向上すると述べています。これはクンバハカ法と呼ばれています。また近年では、ロングブレスや西野式呼吸など数多くの呼吸法が紹介されています。ただ息をしているだけでなく呼吸はとても奥が深〜いものです。

第3章

なりきりチャクラ

自分の身体の中にある神秘の力

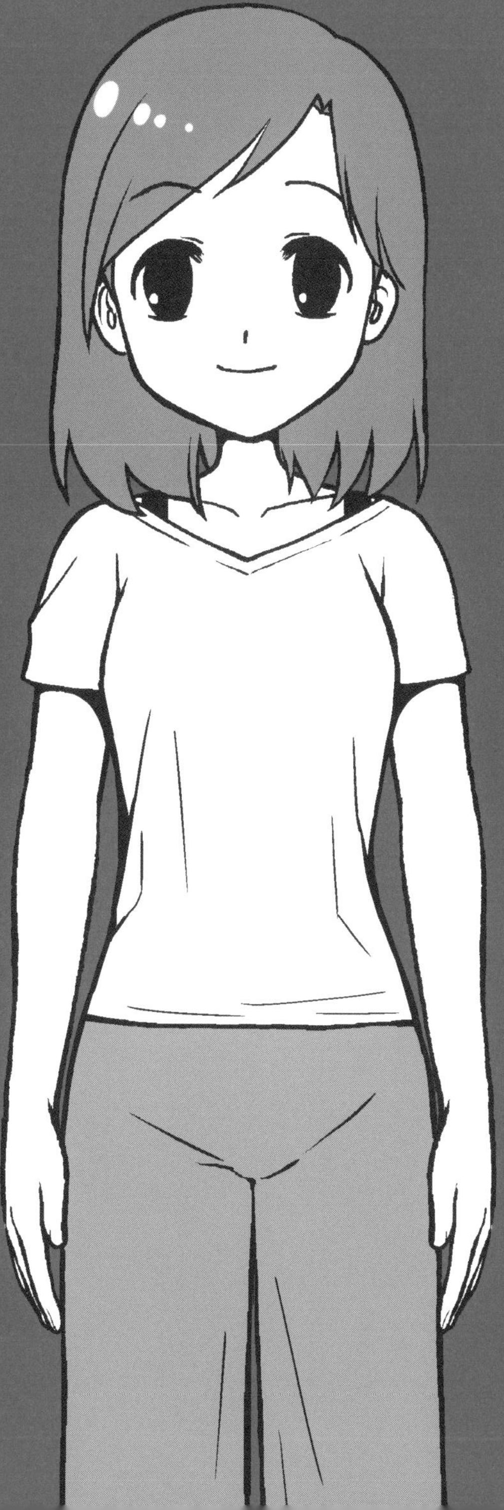

パワースポットになりきるチャクラ

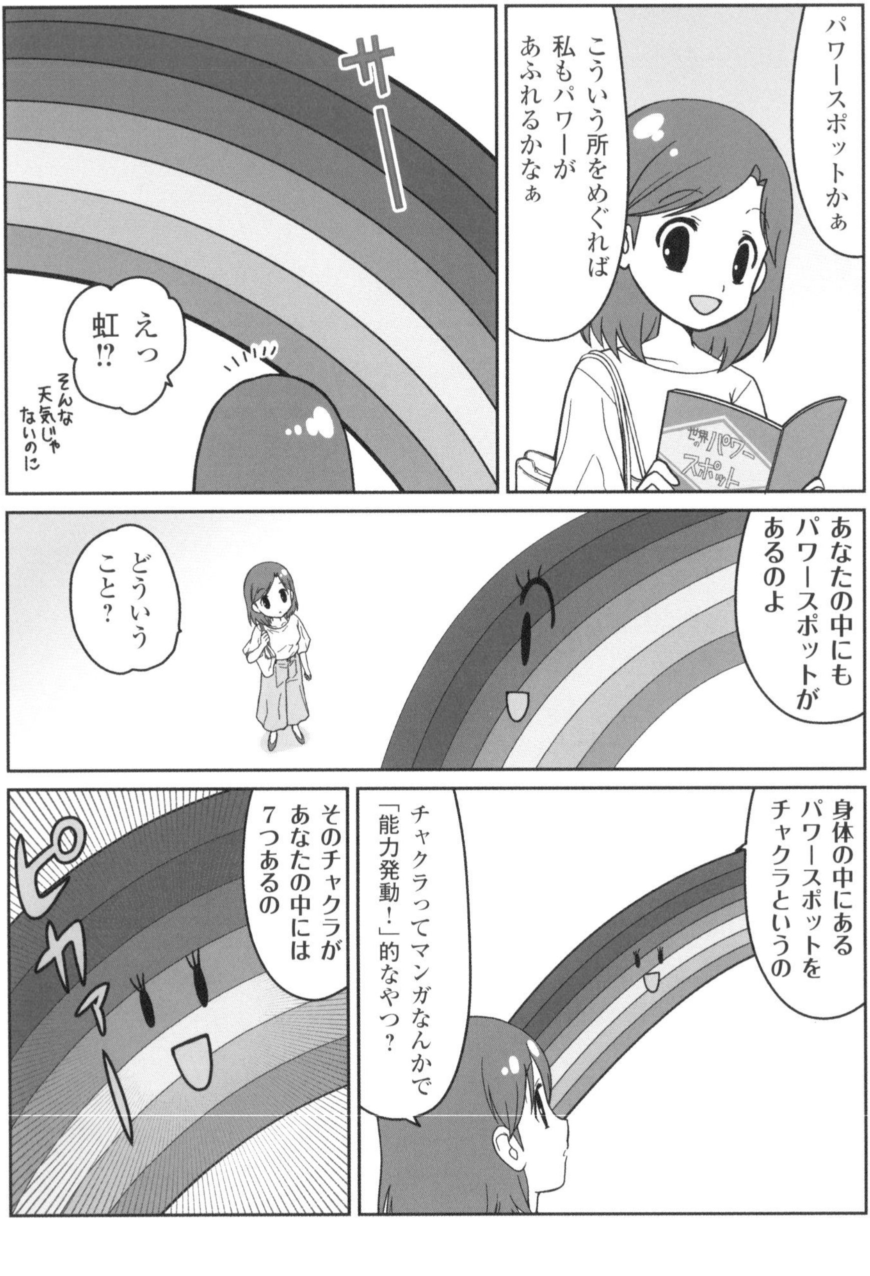
パワースポットかぁ
こういう所をめぐれば私もパワーがあふれるかなぁ
世界のパワースポット
サーー
えっ虹⁉
そんな天気じゃないのに
あなたの中にもパワースポットがあるのよ
どういうこと？
身体の中にあるパワースポットをチャクラというの
チャクラってマンガなんかで「能力発動！」的なやつ？
そのチャクラがあなたの中には7つあるの
ピカァー

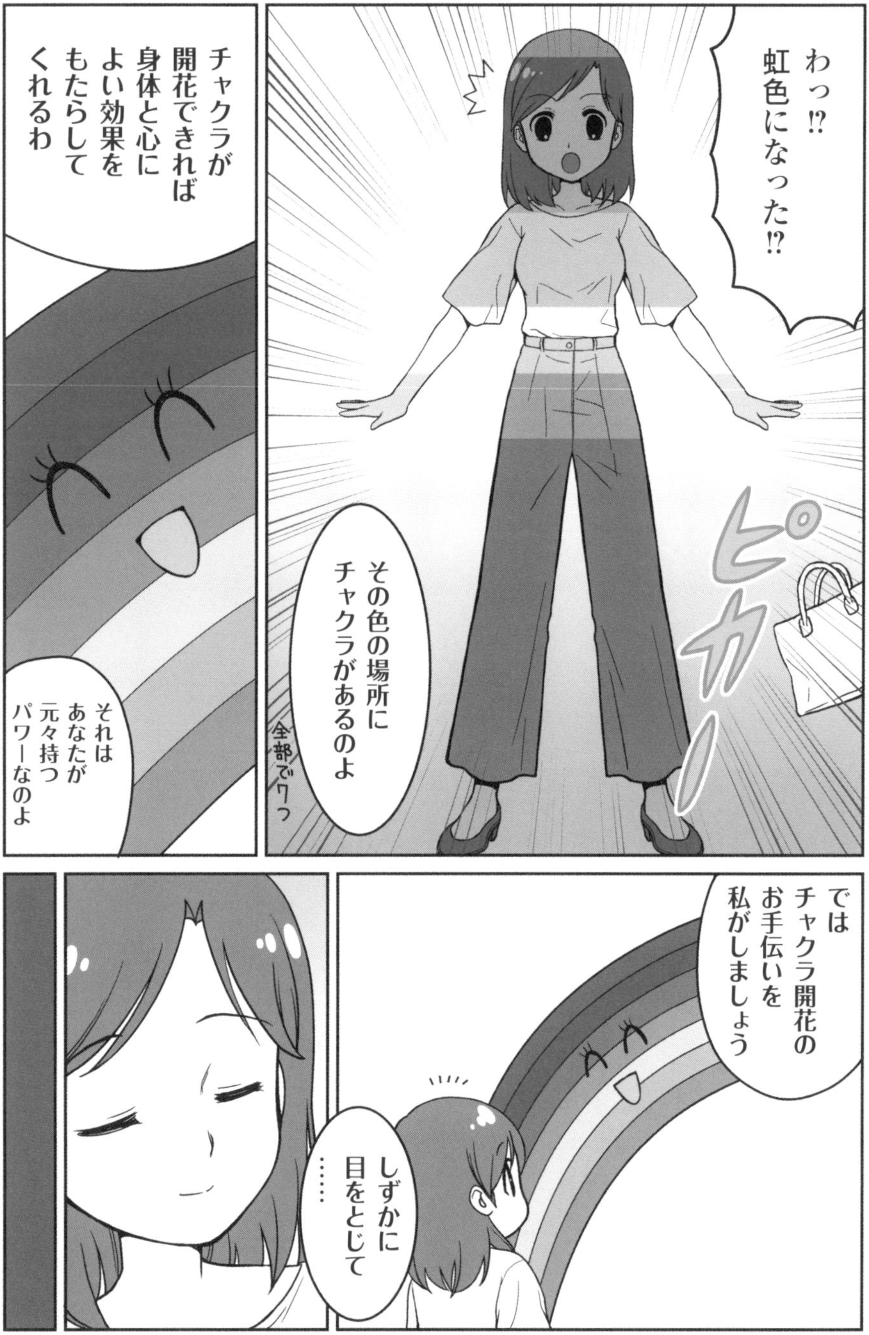
わっ⁉
虹色になった⁉
ピカー
その色の場所にチャクラがあるのよ
全部で7つ
チャクラが開花できれば身体と心によい効果をもたらしてくれるわ
それはあなたが元々持つパワーなのよ
ではチャクラ開花のお手伝いを私がしましょう
しずかに目をとじて
……

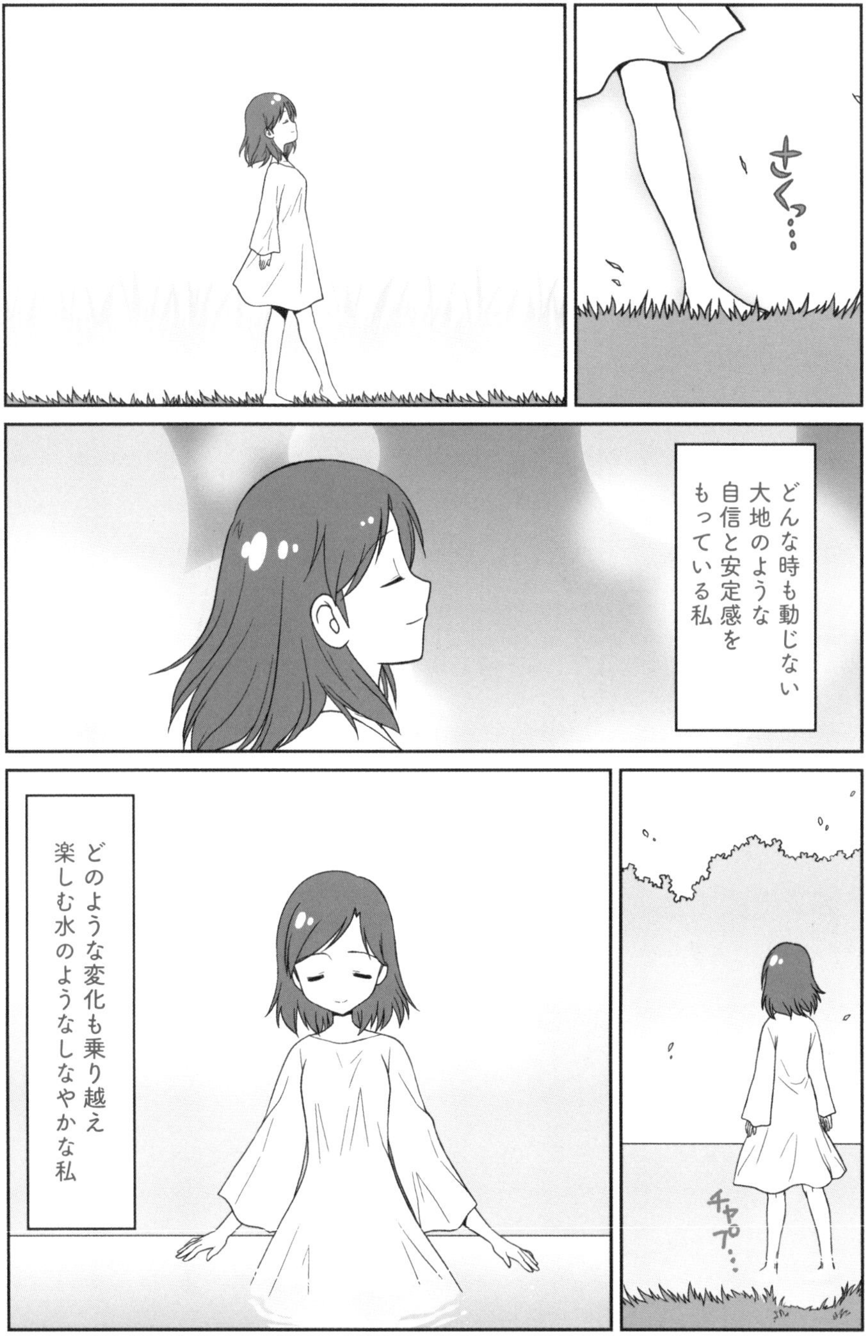
さくっ…
どんな時も動じない
大地のような
自信と安定感を
もっている私
チャプ…
どのような変化も乗り越え
楽しむ水のようなしなやかな私

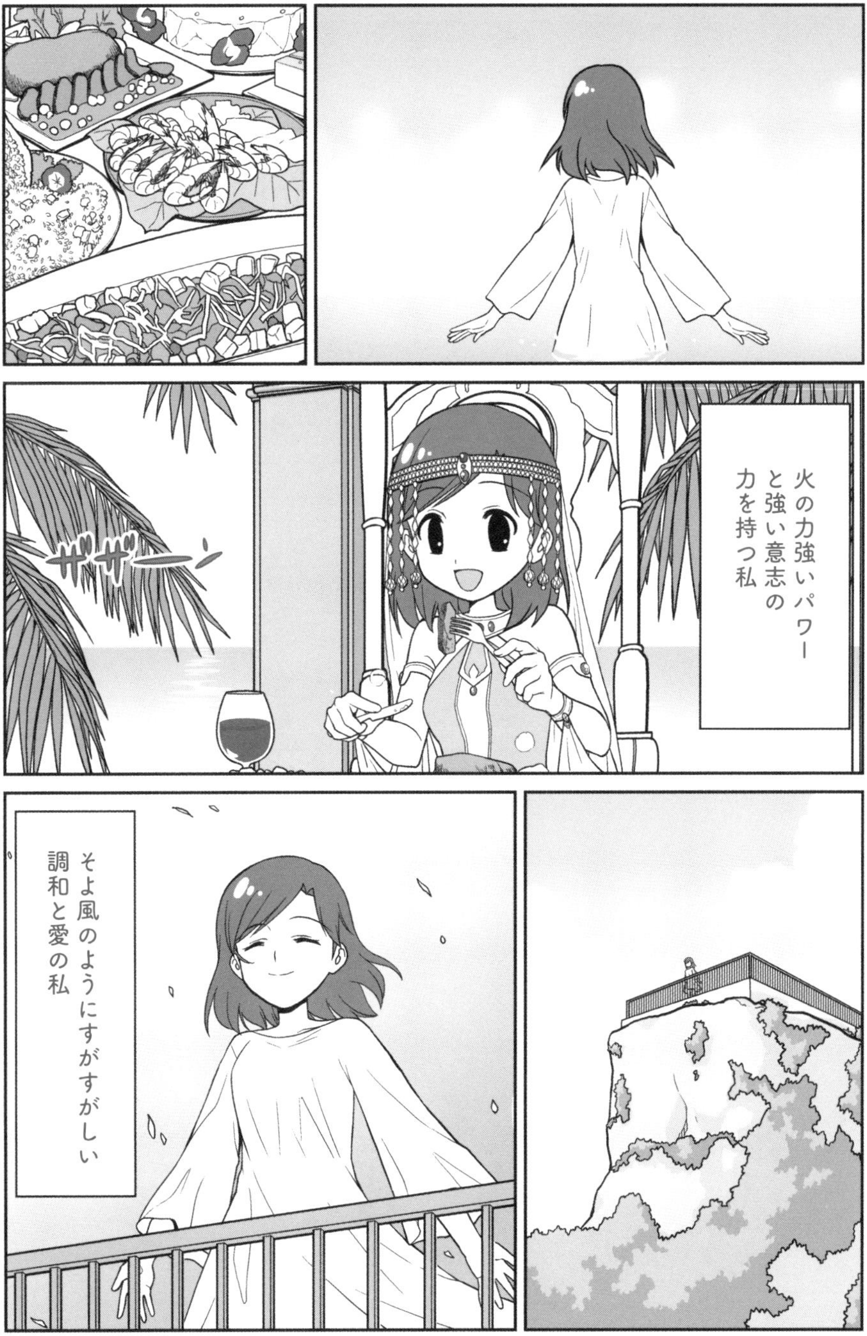
火の力強いパワー
と強い意志の
力を持つ私
ザザー
そよ風のようにすがすがしい
調和と愛の私

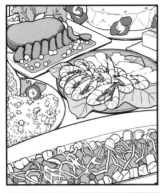

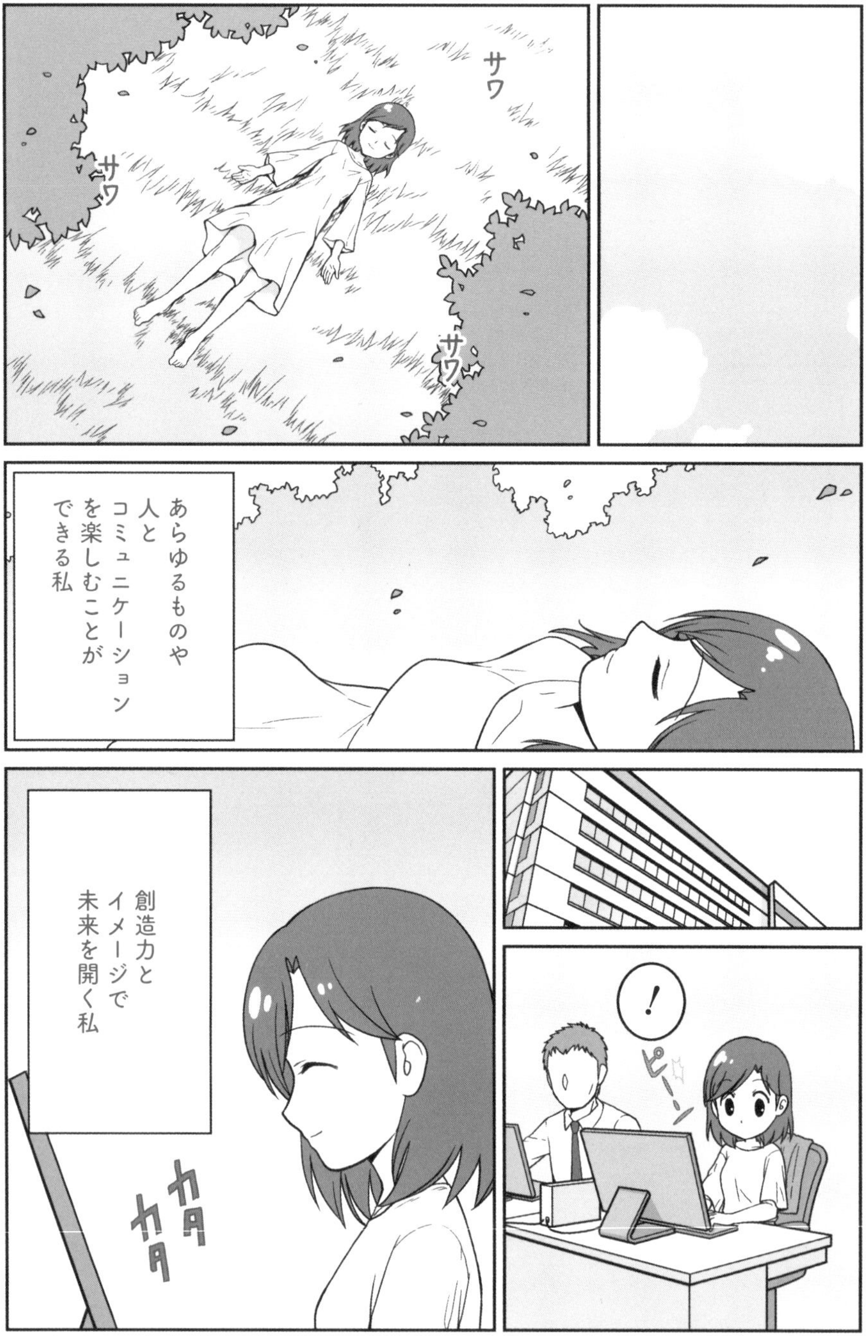
サワ
サワ
サワ
あらゆるものや
人と
コミュニケーション
を楽しむことが
できる私
!
ピーン
創造力と
イメージで
未来を開く私
カタ
カタ

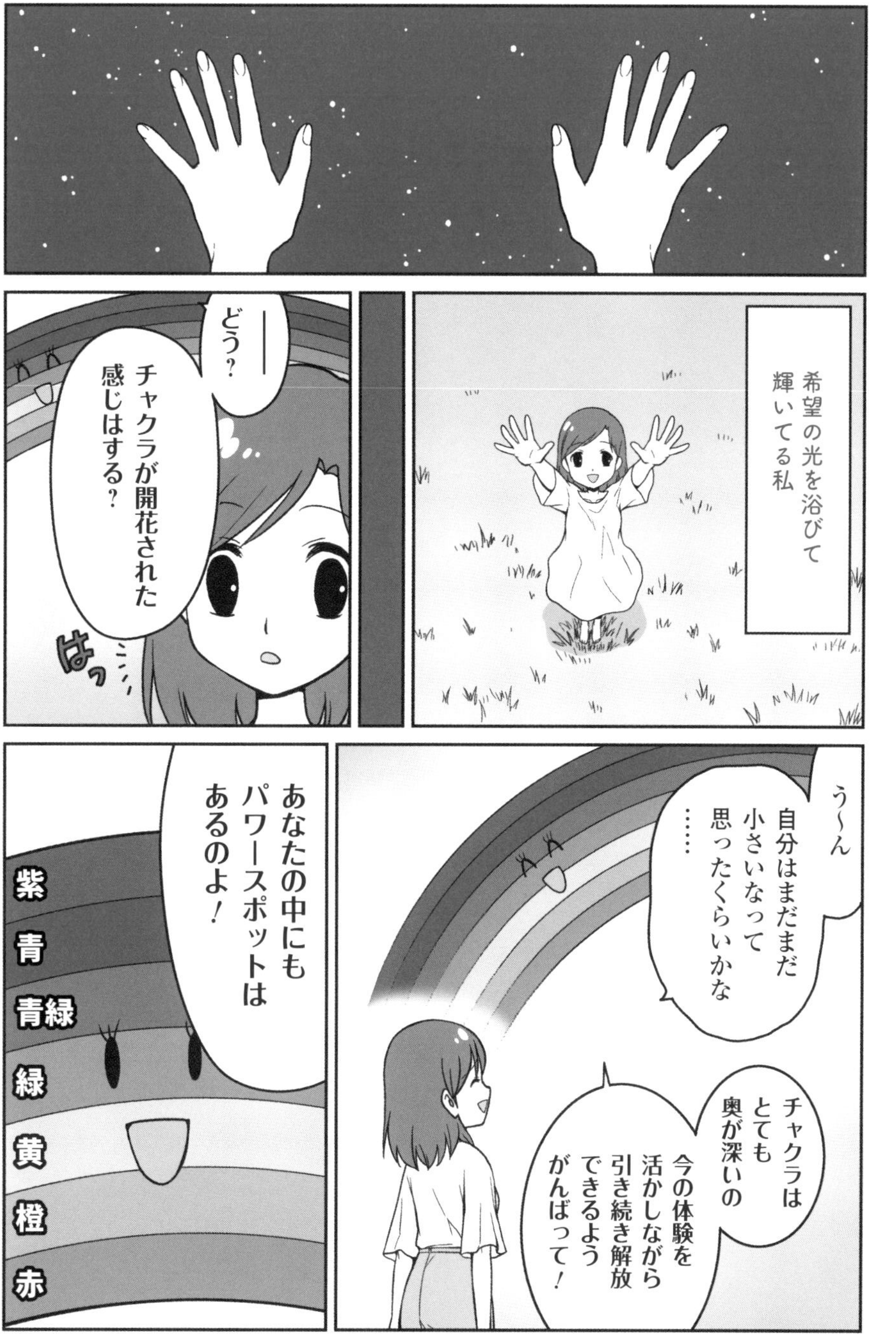
希望の光を浴びて輝いてる私
――どう？
チャクラが開花された感じはする？
はっ
う～ん
自分はまだまだ小さいなって思ったくらいかな……
チャクラはとても奥が深いの
今の体験を活かしながら引き続き解放できるようがんばって！
あなたの中にもパワースポットはあるのよ！
紫
青
青緑
緑
黄
橙
赤

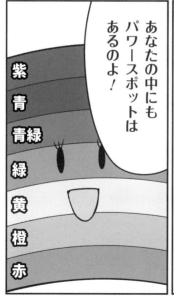

7つのパワーになりきるイメージ

チャクラとは、ヨガの生まれ故郷インドの古い言葉で「光の輪」という意味です。東洋医学のツボや経絡と同様、人体を解剖しても肉眼では見ることはできません。身体の表面ではなく内側深く、脊髄にそって虹の色のようにそれぞれ7つの色を奏で1つ1つが役割を持っています。チャクラは実は体内のパワースポットなのです。7つの光の輪の持つ力を活用することで、潜在力を高め、願望を叶える7つの扉とも言うことができます。

たとえば毎日の生活や人生を思い通りにするためにチャクラを活用することもできます。チャクラは色でイメージできるので、私たちの周囲からヒントをもらうことができます！　緑の木々、青い空、白い雲、赤い炎、オレンジ色のみかん、黄色い花、紫色のブルーベリー…自然って様々な色に包まれていて、感動さえ覚えるほどです。しかし、これらは偶然の色なのでしょうか？　いえ、必要があってその色になっているのです。あるときは元気にしてくれる色、穏やかにしてくれる色…自然の色は私たちの身体だけでなく心にまで影響を与えています。そして私達もまた自然のものたちと同じように色を持ち、放っています。情熱的になると赤くなり、ぞっとすると顔色も青くなる。目には見えませんが、実は色として発光しているのです。それがオーラと呼ばれているもので、チャクラと結びついています。

オーラやチャクラ、最近少し耳にするようになったけど何んだかわからなくて怪しい…そう思って遠ざけているとしたら、これからやってくる魅力的な場面や夢を実現するチャンスを逃すかもしれません。もしあなたが洋服を着替えるようにオーラの色を着替えることができるとしたらどうですか？　彼と会うときのあなたは調和の緑、バリバリ仕事モードのあなたは赤いチャクラ、やさしく乙女のような女性としてのあなたはオレンジのチャクラ、やる気満々のあなたは黄色いチャクラ。このようにチャクラは

1つ1つ役割を持っています。

もちろんこれは女性だけのことではなく男性も同じです。男らしさ、やさしさ、頼もしさ、懐の深さ、目標達成などの多くの場面であなたの能力をサポートするのが、このチャクラの働きです。

ヨガでは5千年も前からこのチャクラの力に気づき活用してきました。現在でもこの力をビジネスや願望の実現などに役立てることができます。チャクラは、目には見えない繊細なエネルギーだからこそ、着実に目の前の現実を変えていく力を持っています。インドで生まれた世界最古の伝統医学アーユルヴェーダでは、このチャクラとほぼ同位置の皮膚上にマルマ（ツボ）というエネルギーセンターがあると言います。アーユルヴェーダというと額にオイルを垂らしている代表的なシーンを思い浮かべる方がいらっしゃるでしょう。それは、シローダーラーという施術。実はこの施術には、深い意味が隠されています。額の第6チャクラの身体の表面のスタパニーというマルマに働きかけることで脳を休め、さらには深い瞑想状態に導くというとても優れた施術なのです。マルマは身体の表面にありながら、身体の深くに位置するチャクラを活性化させる手伝いができるというわけです。ただ、単に額にオイルを垂らしていたわけではないんですね。

そして、ヨガのポーズにチャクラをコラボさせるとさらにパワーアップすることができます。たとえば亀のポーズで心を落ち着け静かにして甲羅の中に手足を収めている形になりきるとき、四番目のチャクラ、別名ハートチャクラをちょっと意識してハートチャクラの色、緑の色を呼吸します。するとさらに心のざわつきが収まり穏やかに甲羅の中で愛と調和に溢れたひとときを送ることができます。チャクラをちょっと意識するとなりきりヨガもさらにグレードアップします。

このようにチャクラを意識することで簡単に身心のチューニングができ、さらにオーラを着替えることも可能です。オーラという近未来的なおしゃれを楽しみながら、心身をデトックスして行きましょう。

COLUMN

7つのチャクラ

第１チャクラから順番に回転し、最後に第７チャクラを解き放つことで心身ともにすばらしい状態をもたらしてくれるでしょう。

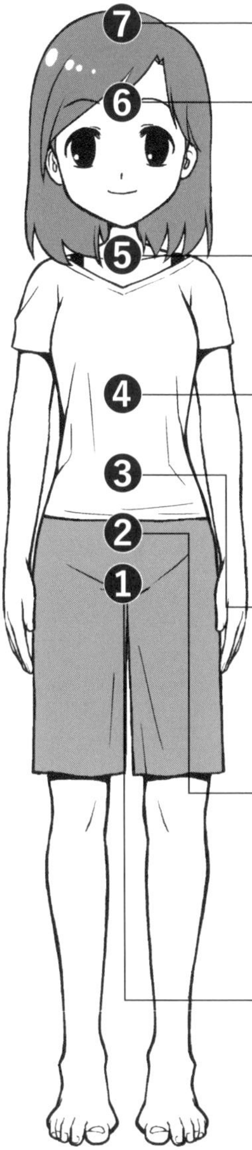

第7チャクラ：紫【統合力】

＜統合とつなげる融合のチャクラ・不定愁訴の解消＞
統合力を支えます。身体では頭頂に関わります。すべてのものは表面ではバラバラの存在。しかしそれらはすべてつながっているということに気づいてみましょう。

第6チャクラ：青【直観力】

＜直感と第六感のチャクラ・頭痛や首の凝りの解消＞
直観力を支えます。身体では眉間に関わります。判断力ではなく直観力、感じる力、そしてひらめく力に気づいてみましょう。ありがとう、ツイてるなどの言葉を何か機会があるたびに出してみましょう。自分を客観的に見つめられるよう、瞑想や内観、日記を書くことが有効です。

第5チャクラ：青緑【意思の疎通】

＜円滑なコミュニケーションの空のチャクラ・肩凝りや首の張り解消＞
空のエネルギー。身体では首や喉に関わります。身体や心のコミュニケーションを支えます。空を見上げて自由な感覚を思いだしましょう。空はすべての可能性。喉を伸ばしたり、刺激したりするポーズが有効です。

第4チャクラ：緑【愛・調和】

＜愛と調和バランスの風のチャクラ・バストアップや腕の疲労の解消＞
風のエネルギー。身体では胸・心臓・両腕に関わります。身体や心の調和を支えます。そよ風など風の力からとどまることない微細な動きの力に気づいてみましょう。胸を開いて手を大きく使うポーズが役立ちます。

第3チャクラ：黄【受容・消化力】

＜しっかり燃やす火のチャクラ・お腹やウエストのぜい肉の解消＞
火のエネルギー。身体ではおへそからみぞおちに関わります。身体や心の消化力を支えます。炎やろうそくなど火の力からすべてを焼き尽くすパワーと、植物を育てる太陽からエネルギーを変換させるパワーに気づいてみましょう。ねじるポーズが有効です。

第2チャクラ：橙【無邪気・どんな変化も乗り越える】

＜スイスイと変化に乗れる水のチャクラ・下半身のむくみの解消＞
水のエネルギー。身体では骨盤やリンパなどの体液と関わります。身体や心の瑞々しい潤いや感性を支えます。湖、浜辺、海、川などの水辺に赴いたりして、水が形を変えながらとどまることなく流れる姿から、自己の内なる変化を乗り越えるパワーに気づいてみましょう。骨盤に働きかけるポーズがおすすめです。

第1チャクラ：赤【安定・温かさ・落ち着き】

＜地に足つける地のチャクラ・冷えを解消＞
地のエネルギー。身体では足の力、内もも、会陰、筋骨格に関わります。身体や心の安定と、地に足をつけた生き方を支えます。大地を裸足で歩いたり、大きな木にハグしたりして、大地のパワーや大木から安定感や忍耐力などを感じ取ってみましょう。脚の筋力を使うポーズが有効です。

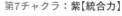

第4章 ヨガとアーユルヴェーダのつながり

深い関係を持つインドの伝統医療と健康法

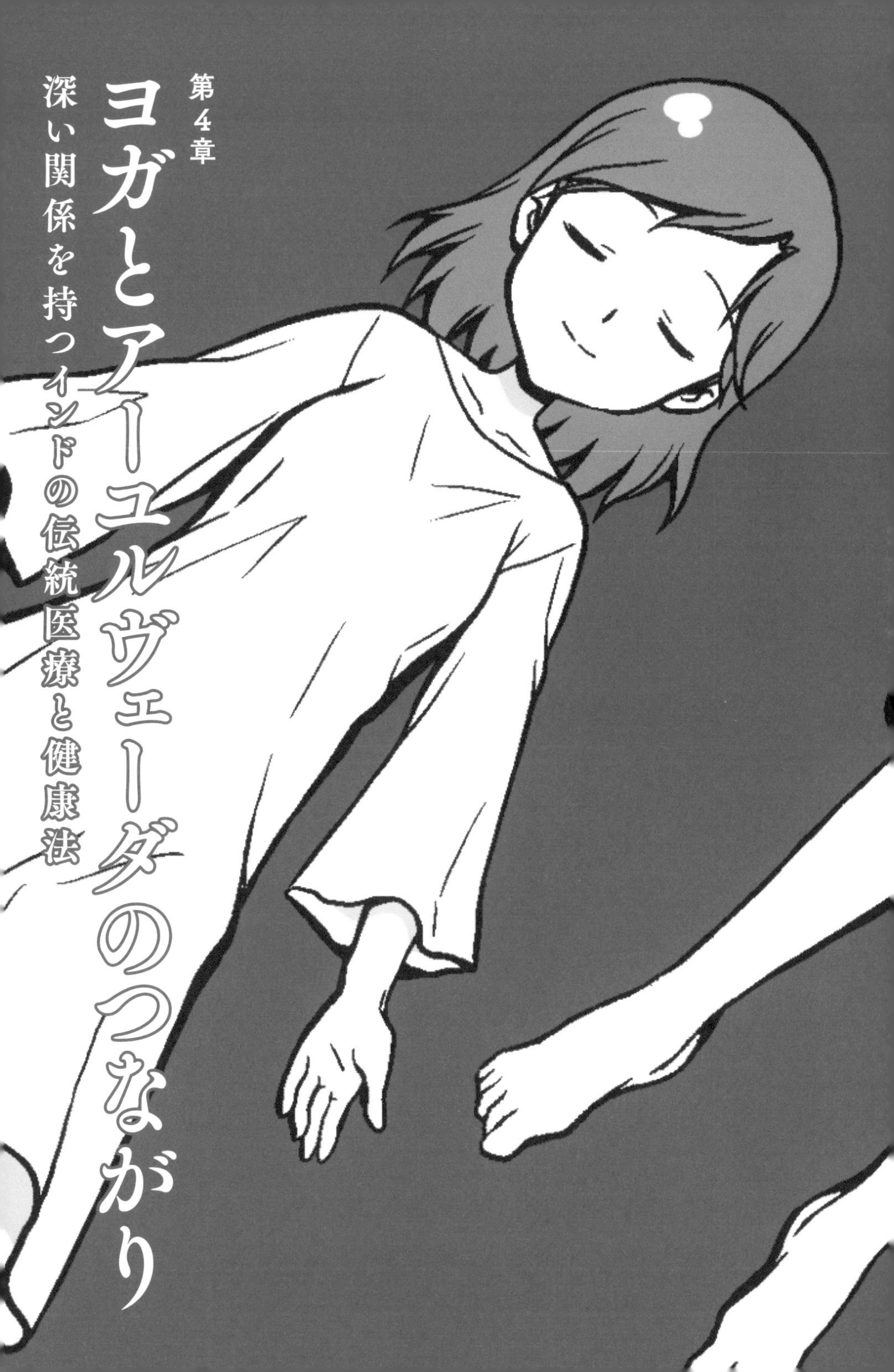

アーユルヴェーダは医療であり科学である

多くの方が、「アーユルヴェーダ」という言葉を耳にしたことがあるのではないでしょうか。とは言っても油を垂らすインド式のエステ？　と思われている人も多いかもしれませんが、中国医学やユナニ医学と並ぶ世界三大伝統医学の一つです。

チャクラの話で少し触れましたが、実はインドの伝統医学アーユルヴェーダはヨガととても関係が深く、アーユルヴェーダを学ぶことでヨガがもっと効果的になるのです。では、アーユルヴェーダを理解するために、まずはヨガとアーユルヴェーダの歴史をお話ししましょう。

実はヨガもアーユルヴェーダもインドでほぼ同時期に発生したものです。そのルーツはヒマラヤの聖者たち、そして時代は今から5000年も前のことです。ヨガは元々、彼らが悟りのために行う瞑想のことでした。ところで、ヨガという言葉の意味を覚えていますか。そう、ヨガとは「つながる」という意味でしたね。揺らがない真の自己とつながる手段がヨガだったのです。ヨガを行う聖者たちは、あるときヒマラヤから下界を見下ろしていました。そこで多くの人々が悩みや苦しみの中で生きている姿を目にしたのです。心を痛めた彼らは、人々がどうにか健康に暮らしてほしいと願いました。そして瞑想の中で、健やかで元気に幸せに生きるための方法が、まるで神からの啓示のように降りてきたそうです。それを生命の科学と言う意味を表す「アーユルヴェーダ」と名づけた…これがアーユルヴェーダの生まれた由来だと言われています。アーユルヴェーダでは、人間を含むあらゆる自然はすべて5つのエレメントでできていると考えます。5つのエレメントとは、地・水・火・風・空です。

「地」は、自然界では大地のような支える力・安定感、人間では筋骨格や忍耐力や努力などに関わっており、地の影響を受けている人は体格もがっちりしていつも安定して落ち着いています。

「水」は、自然界で海や川、雨などの流れ育む力に関係しています。人間では体液や潤いに関わっていて、水の影響を受けている人は心が優しく感性豊かで、人と協力して変化を乗り越えるしなやかさを持ちます。

「火」は、自然界で太陽や調理に使う火など、燃えて物の形を変換させる力そのものです。火は人にとって体温や心と身体の消化力に関わり、火の影響を受けている人は情熱的で前向きな生き方をしています。

「風」は、自然界では動かしたり散らしたりする力、つまり運搬する力です。人にとっては呼吸や自律神経、循環器と関わり、風の影響を受けている人はインスピレーションや創造力が豊かです。

「空」は、自然界では無限の広がり、静寂、空間、スペースをあらわします。人にとっては口腔や腹腔など安らぎや自由、調和と関係します。ただし、人の場合には、空の支配が強すぎると喪失感などが高まります。

	ヨガ	アーユルヴェーダ
成立	5000年前にインドで生まれた哲学	5000年前にインドで生まれた医学
言葉の意味	ユジュという語源「つながる」	アーユス(生命)、ヴェーダ(科学)、生命科学
特徴1	ポーズと呼吸法と瞑想の3本柱 身心のバランス法	ライフスタイル全般(食事・運動・睡眠など) 体質や体調に合わせたバランス法
特徴2	多様なポーズ 84000種類もあると言われる	病気の治療以上に予防的な方法を多く持ち身体と心のバランスを図る
特徴3	立位・座位・臥位など様々な形で行うポーズのバリエーションを持つ プラーナと呼ばれる気の滞りを通すことを大切とする	解毒・世界最古のアンチエイジングなどのトータルバランス法 体質論と体調などを一日の時間や一年などの自然のバランスで捉える
浄化法	独自の6種類のセルフ浄化法がある	身心の5つの浄化法を大切にする
浄化器官	目の浄化・内臓の浄化など	鼻・胃・血液・大腸・小腸

ヨガに足すことでさらに効果がアップ

アーユルヴェーダを理解するには、自然界の地・水・火・風・空の5つのエレメントを知ることがとても大切です。

この5つはまた7つのチャクラの内の5つ、第1チャクラから第5チャクラに関わるものです。残り2つのチャクラは、まさに「beyond the five elements」。これら5つをしっかりと味方にした人のみが、5つのエレメントを越えた叡智を得ることができると考えられています。

このようにチャクラとも強い関わりを持つアーユルヴェーダですが、実は心身の病理学の面も持ち合わせています。アーユルヴェーダの考え方では、いつもイライラしている人は心や身体の火のエネルギーが強くなり、やがて自分の心と身体に炎症が起きてしまいます。さらに火のエネルギーは、消化力に関わるため、火が過剰になると食べた物が身体の中で焦げてしまい消化器官に不調を起こすと考えられています。

アーユルヴェーダを知ると、今のあなたの状態が、やがて不調や疾患を起こしていくかもしれないという予測をすることができ、転ばぬ先の杖ように食事や日常生活のちょっとしたことに気を遣うことでバランスを取ることができます。現代で言うところの予防医学ですね。

こうしたアーユルヴェーダの考え方をヨガにちょい足しすることで、ヨガがさらに楽しく効果的になると私は考えています。どのように行うのかというと、5つのエレメントをヨガに取り入れてみましょう。これにより、ヨガを行いながら5つのエレメントのバランスを図ることができるので、まさに一石二鳥なのです。

もう少し詳しくお話しましょう。ヨガのポーズは座って行うものや立ったり寝たりと様々なバリエーションがありますが、その際に安定感と快適さを感じることで地のバランスを整えます。ポーズをしなやかに流れるように行うことで水のバランスを整え、その際に指先まで伸ばすといったようにはっきりとした意識を持つことで火のバランスを整えます。さらには、ポーズ中に無理のない呼吸を続けることで風通しがよくなり、これが風の調和をもたらし、心の中を調和と平和で満たすことで空を味方にします。初めての方には、ちょっとわかりづらいかもしれませんが、ヨガは力いっぱい歯を食いしばってできないことを頑張るのではなく、これら自然の力を味方にするだけで、心身のバランスを図ることができるというものです。

では、なりきりヨガの月のポーズ（16頁参照）を例にお話してみます。地に足をつけて立つことで地のエネルギーを捉え、月の満ち欠けは凍ったり蒸発したりのように姿を変える水のしなやかさの象徴です。その際、月になりきるという思いは火の意思の力、ただ焼けつくような火ではなく目標に向かう意欲です。呼吸をさわやかに行い全身に風通しを感じることで風の調整になり、さらにはゆとりをもって楽に自由に行うことで空を味方にすることになります。このような月のポーズはとてもしなやかで自然そのもの。ギクシャクしたりするものはすべて流れていって、ポーズを行う人をみずみずしくしなやかにしていくのです。

本書でご紹介した呼吸法も、1つ1つが5つのエレメントのバランスを図るものとなっています。シータリー（冷却呼吸法）は水を取り込み食欲という火加減を調整し、アグニ（火の呼吸）は文字通り火を起こす呼吸です。ウジャイーは火と風を体内に起こし、ブラーマリーは空で頭の中を満たします。呼吸法のほとんどは停滞感を風で動かしていくので、椅子や床に座っていても安定した状態で行うことが大切です。つまり、すべて地の安定がベースなのです。

このように、アーユルヴェーダの知識によって、ヨガのポーズや呼吸法の意味がより深く理解でき、さらにはなりきるためのイメージを助けてくれます。より楽しく効果的にヨガを行うために、ぜひアーユルヴェーダを活用してみてください。

おわりに

ヨガはその昔、悟りを真剣に考えている人々のためのものでした。イメージは心がそれに左右されるから禁止！　食事は一日一食！　ナマケモノにはヨガは必要ない！　うそつきにヨガはやらせない！　一度でも盗みをした人はもちろん論外！　毎日きっちりヨガの勉強に励み、寝ても覚めても修行、修行、修行…とにかく何でもかんでも禁止だらけという誰もができるようなものではなかったのです。

しかし、やがてヨガはどんどん変わり、嘘をついた人も身体の固い人も高齢者もみんながヨガを行うことができるようになり、多くの人がヨガを楽しむ時代になりました。そして、イメージを使うことも可能になったのです。ヨガのポーズは、本書でも紹介したようにコブラのポーズ、樹のポーズ、亀のポーズ、英雄のポーズなどすべてなにがしかの名前を持ち、それぞれ効果も異なります。もし、あなたが望むヨガが、身体を柔らかくすることが目的だったり、痩せるためのものであれば、「全部筋トレに効果のあるポーズ」にしたり、「全部痩せる効果のあるポーズ」という名前でもよいかもしれません。

現代人にとって有効なヨガとは、潜在意識を味方にして何事も思い通りに操ることができるようになることです。そのためには、まずは難しいことは後にしてポーズにつけられた名前のふりをしてみましょう。とにかくポーズの細かいことなど気にしないで、真似でよいのでやってみることです。そして、ポーズの名前が教えてくれる意味を楽しく意識し続けることで、しだいになりきることができるようになります。そして、ヨガの本質に近づいていきます。人と比べることもいらないし、昔の自分と比べることだっていらない。すべてこれでいいのだ…と。なりきっていけば、すべては自分の中にある力に気づくことができます。

ヨガのポーズは、私たちの願いを叶えるサポートをしてくれると言ったらうそだと思う人がいるかもしれません。もちろん、ヨガで身体が柔らかくなったり筋肉がつくのはとても素敵なことです。でも、もしヨガのポーズを取るだけで思った通りの自分になれたらどうですか。あなたは、英雄のように堂々として様々な問題に立ち向かう自分を想像できますか？　しょぼくれて何もできない自分に対して自分のことが嫌いになりそうなときでも英雄のポーズを取ることで、すっかり英雄になることができるとしたら…。そう、行動も変わり、話すことも変わり、毎日の習慣が変わり、運命まで変わっていくでしょう。

さあ、なりきってみましょう。あなたの今必要なものに。すぐになりきれなくてもなんちゃってヨガやちょっとだけふりをすればよいだけのヨガでも大丈夫。ふりをするだけでもあら不思議！　なんかできる気になってきた…やがて自然にやっている自分に出会えるはずです。そして、最後はポーズになりきってみる。ほ～ら、自然達の力がどんどん味方になっていくことに気づくでしょう。そのポーズになりきれるようになれば、今目の前にあるあらゆる問題や悩みは吹き飛んでしまうはずです。英雄になりきれば、すぐに英雄になった気がするもの。

なりきりヨガで「to become completely」

あなたは宇宙において全体であり、真実である「be completed」

これはヨガからあなたへの熱いメッセージです。

西川眞知子

執筆・原案 西川眞知子《にしかわまちこ》

日本ナチュラルヒーリングセンター （株）ゼロサイト代表。
一般社団法人日本パステルシャインアート協会副代表。
NPO 日本アーユルヴェーダ協会理事。西川眞知子ライフデザイン研究所所長。
アーユルヴェーダ体質別健康美容法と独自な簡単生活習慣改善プログラムを構築し、講演、セミナーおよび健康美容のコンサルティングや商品開発を数多く手がける。共著および著書に『インドの生命科学 アーユルヴェーダ』（農山漁村文化協会）、『アーユルヴェーダ実践BOOK』（主婦の友社）、『ヨガのポーズの意味と理論がわかる本』（小社）など著書30冊以上。
http://www.jnhc.co.jp

マンガ 永野《ながの》あかね

1987年に『ファンロード』で作品を発表し漫画家としてデビュー。『月刊少年マガジンスペシャル』で『猫でごめん！』の連載を開始。『コンバット☆ハイスクール』『ふぁんたじあ』『ぱぴるす戦士ライフマン！』『ぴ・あ・す1』などの作品を発表。SNSで『みかんかっぱ』（原作/小林康之）、『プロレスTODAY』でプロレス観戦記『ROAD TO ぷ女子』を連載中。

ヨガの効果がアップする
なりきりヨガ

2021年3月31日 初版第1刷発行

著　者 西川眞知子
発行者 滝口直樹
発行所 株式会社マイナビ出版
〒101-0003 東京都千代田区一ツ橋2-6-3 一ツ橋ビル 2F
電　話 0480-38-6872（注文専門ダイヤル）
03-3556-2731（販売部）
03-3556-2735（編集部）
メール pc-books@mynavi.jp
URL https：//book.mynavi.jp

ブックデザイン 石川健太郎（マイナビ出版）
印刷・製本 中央精版印刷株式会社
編集 上条幸一（マイナビ出版）

※定価はカバーに表示してあります。
※落丁本、乱丁本についてのお問い合わせは、TEL0480-38-6872（注文専用ダイヤル）か、
電子メールsas@mynavi.jpまでお願いいたします。
※本書について質問等がございましたら、往復はがきまたは返信切手、返信用封筒を同封のうえ、
（株）マイナビ出版編集第2部書籍編集1課までお送りください。
お電話でのご質問は受け付けておりません。
※本書を無断で複写・複製（コピー）することは著作権法上の例外を除いて禁じられています。

ISBN978-4-8399-7310-0
©Machiko Nishikawa 2021 ©Mynavi Publishing Corporation 2021, Printed in Japan